AF409432

Únicas

Investigación y revisión técnica:
VIVIANA BRUNATTO

Ilustraciones de interior:
MARIANO LUCANO

Diseño de tapa:
ESTUDIO OLIVIERI

Néstor Braidot

Únicas

La mujer a la luz de las neurociencias

GRANICA

ARGENTINA - ESPAÑA - MÉXICO - CHILE - URUGUAY

ARGENTINA
Ediciones Granica S.A.
Lavalle 1634 3º G / C1048AAN Buenos Aires, Argentina
granica.ar@granicaeditor.com
atencionaempresas@granicaeditor.com
Tel.: +54 (11) 4374-1456 - ◎ 1158549690

MÉXICO
Ediciones Granica México S.A. de C.V.
Calle Industria N° 82 - Colonia Nextengo - Delegación Azcapotzalco
Ciudad de México - C.P. 02070 México
granica.mx@granicaeditor.com
Tel.: +52 (55) 5360-1010 - ◎ 5537315932

URUGUAY
granica.uy@granicaeditor.com
Tel.: +59 (82) 413-6195 - Fax: +59 (82) 413-3042

CHILE
granica.cl@granicaeditor.com
Tel.: +56 2 8107455

ESPAÑA
granica.es@granicaeditor.com
Tel.: +34 (93) 635 4120

ISBN 978-987-8358-07-9

Hecho el depósito que marca la ley 11.723

Impreso en Argentina. *Printed in Argentina*

Braidot, Néstor Pedro
  Únicas : la mujer a la luz de las neurociencias /
Néstor Pedro Braidot. - 1a ed . - Ciudad Autónoma
de Buenos Aires : Granica, 2020.
  192 p. ; 23 x 17 cm.

  ISBN 978-987-8358-07-9

  1. Superación Personal. 2. Mujer. 3. Neurociencias. I. Título.
  CDD 158.1

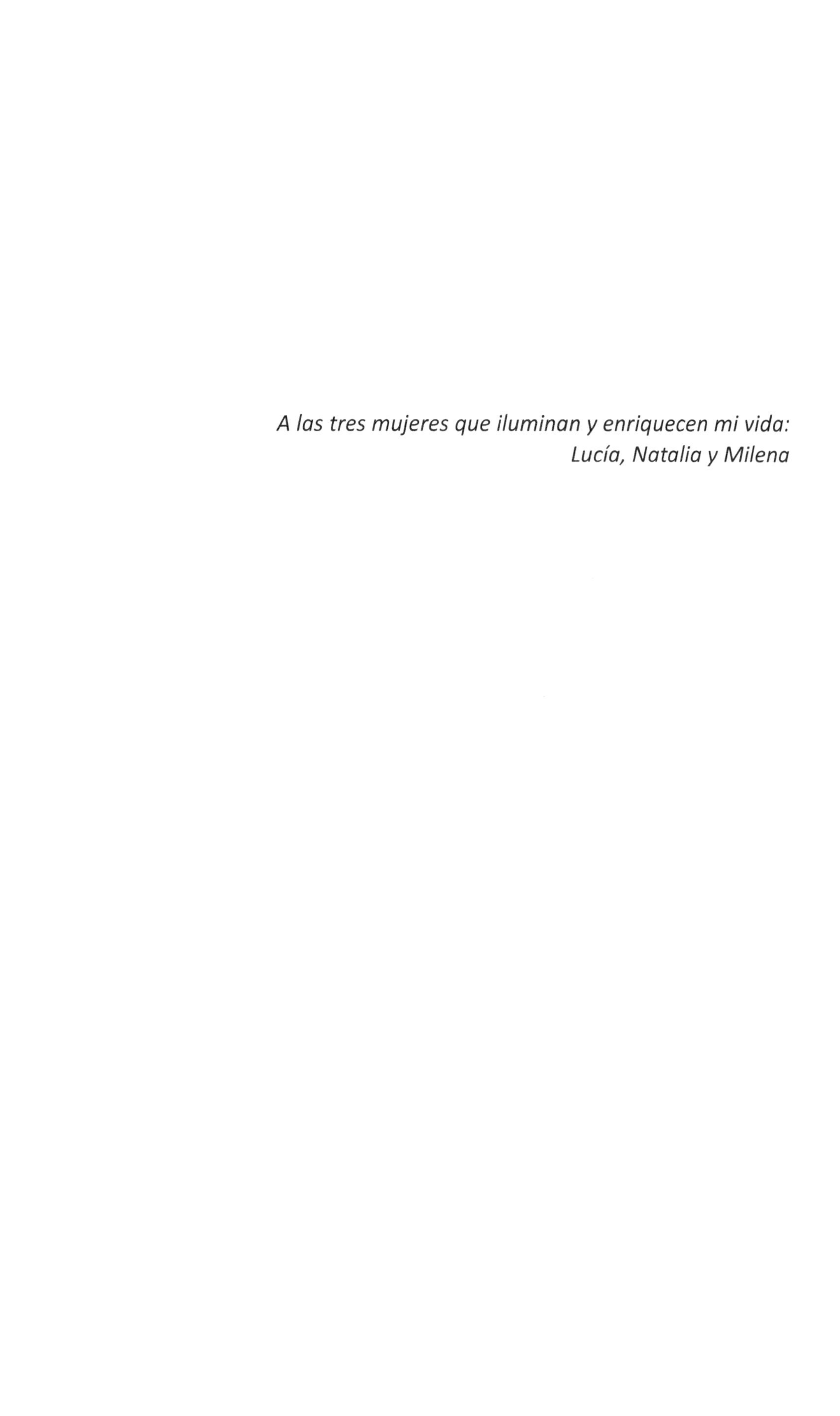

A las tres mujeres que iluminan y enriquecen mi vida:
Lucía, Natalia y Milena

Índice

Prólogo

Cuando comencé a escribir esta obra, compenetrado en plasmar avances de la neurobiología de género, focalicé en las investigaciones de las neurociencias que pudieran ayudar a comprender dónde residen las características diferenciales del cerebro femenino.

¿Qué es lo que ha convertido a tantas mujeres en "únicas"? –me pregunté–. ¿En qué lugares de su entramado neuronal reside la habilidad para gobernar países, pilotear aviones, cambiarnos la vida con sus descubrimientos científicos, dirigir empresas y, al mismo tiempo, ser amas de casa, madres ejemplares, amigas siempre presentes, parejas y compañeras extraordinarias de vida?

Fue entonces cuando comencé a leer biografías de mujeres que, por una razón u otra, habían trascendido a través de los siglos. Esas historias me atraparon tanto como los avances de las neurociencias que, por cierto, me fascinan.

Desde Boudica, la reina de los icenos que, antes del año 61, generó una sublevación a gran escala nada menos que contra el Imperio Romano, hasta Malala Yousafzai, que en el siglo XXI se enfrentó con los talibanes y obtuvo el Nobel de la Paz siendo prácticamente una niña, las biografías que he leído me han asombrado tanto que decidí plasmarlas en estas páginas. Al terminar la obra, me di cuenta de que había escrito, en realidad, un homenaje a la mujer.

¿De dónde viene esta maravillosa combinación de inteligencia, resiliencia, sensibilidad e intuición que caracteriza a estas criaturas extraordinarias? ¿Dónde reside la fortaleza para atravesar las distintas etapas de la vida desafiando imposibles que se desprende de las historias que he leído y que comparto con el lector en esta obra?

Debajo del cráneo, las mujeres son muy parecidas a los hombres porque su cerebro está programado por la naturaleza para cumplir idénticas funciones. Sin embargo, existen unas cuántas diferencias. Por ejemplo, todos nacemos con un hipotálamo, pero uno de sus núcleos alcanza un mayor tamaño en el cerebro masculino.

Asimismo, hombres y mujeres revelan diferencias en cuanto al tipo de sensibilidad, el grado de agresividad, el funcionamiento de algunos sistemas de memoria, el procesamiento de la información, la toma de decisiones y las preferencias sensoriales, entre muchas otras.

También se observó que las mujeres en general tienen un cerebro más interconectado, lo que les otorga superioridad en habilidades relacionadas con el manejo del lenguaje y la conversación, y que no utilizan las mismas zonas cerebrales que los hombres para resolver problemas, aun cuando lleguen a idénticos resultados.

El modo de pensar y sentir también es diferente según el sexo, y en ello tiene mucho que ver la neuroplasticidad: nuestros cerebros son permanentemente modificados por la cultura; de hecho, nadie discute que, al igual que el masculino, el cerebro femenino tiene inscripto en sus redes neuronales un conjunto de arquetipos definidos por el medio social.

Para finalizar, los invito a leer esta obra, en la que profundizo en cada uno de los temas que aquí les adelanto y en muchos otros, con el pedido de que no soslayen las reseñas y las pequeñas biografías de las mujeres admirables que he seleccionado, en especial las de aquellas que son poco conocidas y a las que la humanidad les debe tanto.

También he incluido un conjunto de prácticas elaboradas especialmente para "ellas", basadas en nuestro Método de Entrenamiento del Cerebro Femenino®, que ha sido diseñado para contribuir a la potenciación de las capacidades de la mujer en el trabajo y en la vida.

Y recuerden:

Independientemente de su edad, su ocupación y su lugar en el mundo, toda mujer puede potenciar sus habilidades cerebrales naturales, como la empatía, el lenguaje y la comunicación, y trabajar en pos del desarrollo de aquellas en las que quizás esté en desventaja con relación al hombre, como las visoespaciales y el razonamiento matemático.

Néstor Braidot

CAPÍTULO 1

De Cleopatra a Malala

El cerebro femenino hace historia

Desde que el mundo es mundo, y siempre que se lo han permitido, la mujer demostró con creces sus capacidades para convertirse en una protagonista destacada, tanto por sus emprendimientos –que en numerosos casos la convirtieron en una empresaria exitosa– como por su indiscutible habilidad para desempeñar cargos importantes en ámbitos políticos, gubernamentales, científicos, empresariales, académicos y sociales (entre tantos otros).

¿Dónde reside, en qué se apoya, cuáles son los pilares de este desempeño que, desde mi lugar "masculino" en la vida, me ha dejado boquiabierto infinidad de veces?

Podría comenzar hablando sobre esa maravillosa combinación de inteligencia, fortaleza, sensibilidad e intuición que caracteriza a la forma de pensar, sentir y actuar de las mujeres exitosas, o por explicaciones de tipo neurobiológico en las que se basa gran parte de esta obra.

Sin embargo, y luego de haber leído infinidad de informes científicos, estudios psicológicos, biografías y, fundamentalmente, luego de años de trabajar e interactuar con ELLAS (las mayúsculas aquí no son casuales), estoy convencido de que hay un factor de tipo cultural inscripto en el cerebro femenino que, a lo largo de los siglos y sucesivas generaciones, les ha otorgado una fuerza de una intensidad inigualable. Ese factor es la **resiliencia**.

Desde Cleopatra Séptima, que llegó al trono en el año 51 a.C. y con solo 18 años defendió a Egipto en la lucha contra la expansión del Imperio Romano, hasta Malala Yousafzai, que obtuvo el Premio Nobel de la Paz en 2014 con una edad similar, la mujer se destaca por sus habilidades para emprender y perseverar.

Más aún, Cleopatra resistió hasta el extremo de matarse para no convertirse en esclava (cuando su pueblo fue invadido por los romanos) y Malala, si bien hoy reside en Inglaterra, continúa arriesgando su vida en la defensa de los derechos de las niñas y las mujeres en su país (Pakistán).

A diferencia de Cleopatra, que heredó el trono, Malala se abrió paso sola desde mucho antes: ya a los 13 años, y bajo el seudónimo Gul Makai, denunciaba en un blog de la BBC los sometimientos de la mujer bajo el régimen talibán. "Pensaron que con sus balas me callarían para siempre, pero fracasaron", dijo en una oportunidad.

Y así fue… y así es. Nada ni nadie hizo callar y retroceder a las maravillosas mujeres cuya determinación, junto con sus capacidades cerebrales innatas y adquiridas, nos iluminarán a lo largo de esta obra.

Cerebros femeninos… en la práctica

La fortaleza de la mujer para atravesar las distintas etapas de la vida desafiando imposibles, sumada a las capacidades diferenciales de su cerebro (tanto en lo innato como en lo adquirido), se refleja claramente en los resultados que obtiene en los diferentes ámbitos en los que se desempeña.

En este apartado iré varias veces desde el presente al pasado, y viceversa, remitiéndome a hechos que datan de cien años atrás, por ejemplo, cuando en Occidente se produjo la primera ola de participación femenina en el mundo del trabajo organizacional (durante la Primera Guerra Mundial). Este hecho tuvo su correlato en el ámbito político, que permitió a la mujer demostrar con creces su enorme capacidad. Si bien su derecho a votar comenzó a instaurarse en el siglo XIX, esto es, demasiado tarde, tuvo una especie de efecto dominó, ya que varios países se fueron sumando rápidamente.

Entre los pioneros en legalizar el sufragio femenino se encuentran Nueva Zelanda (1893) y Australia (1902).

En Europa las mujeres pudieron votar por primera vez en Finlandia (año 1907) y luego en otros países escandinavos cuya organización social sigue siendo un modelo para el mundo entero: Suecia y Noruega.

En España el derecho de la mujer a votar fue reconocido en la Constitución de 1931; en Francia data de 1944; en Alemania, de 1918 y en los Estados Unidos, de 1920.

Afortunadamente, otros países fueron más allá, permitiendo a la mujer presentarse a elecciones y acceder al parlamento. Nuevamente, Finlandia dio el primer paso, constituyéndose en un ejemplo para el mundo sobre los grandes beneficios de integrar el enorme potencial del cerebro femenino a la toma de decisiones que definen el presente y el futuro de un país.[1]

Teniendo en cuenta que en aquella época Finlandia ni siquiera era una nación, sino un ducado autónomo dependiente de Rusia (de la que se independizó diez años más tarde), se entiende por qué ese país sigue siendo un sinónimo de igualdad de oportunidades.

Otro dato histórico relevante es que en Finlandia las mujeres ingresaron a la universidad en 1870 y hoy son mayoría en los claustros.

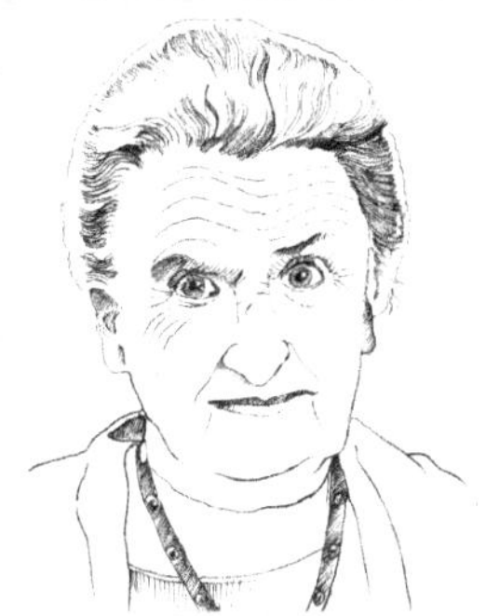

El cerebro femenino en acción
María Montessori
(1870-1952)

Médica, pedagoga científica, psiquiatra, filósofa, antropóloga, y humanista italiana.

Fue la primera mujer en graduarse en Medicina en Italia. De formación multidisciplinaria, desarrolló su propia clasificación de enfermedades mentales y renovó por completo los métodos pedagógicos de principios del siglo XX.

►► La incorporación progresiva de las mujeres en el mundo del trabajo dio como resultado una mayor productividad.

Este fenómeno comenzó a observarse con claridad durante la Primera Guerra Mundial, debido a que muchas se vieron obligadas a reemplazar laboralmente a sus maridos, que se encontraban luchando en el frente.

En el sector industrial, el alto desempeño de la mujer facilitó y promovió su incorporación.

En el sector servicios, la presencia femenina fue creciente. Esta tendencia continuó hasta nuestros días. Por ejemplo, en la Unión Europea la mayor parte de la población activa femenina está empleada en servicios.

---

1   Finlandia aprobó el sufragio y el derecho de presentarse a elecciones sin distinción de género en 1906.

Quisiera destacar que tomé un período que no encaja exactamente con los cien años que integran cada siglo porque los acontecimientos sociales y políticos (principalmente en Europa y los Estados Unidos) se precipitaron con mucha rapidez a partir de 1914, sacando a las mujeres de las tareas hogareñas a las cuales estuvieron confinadas durante milenios y transportándolas a escenarios impensados, como las líneas de producción de las fábricas, las universidades y los parlamentos.

LA MUJER EN EL MUNDO DEL TRABAJO ORGANIZACIONAL

Primeros pasos

La gran ola de inclusión de la mujer en el mundo del trabajo organizacional, que tuvo su correlato en cambios socioculturales sin precedentes, se produjo al comenzar la Primera Guerra Mundial.

Debido al reclutamiento de la población masculina para ir al frente (unos 65 millones de soldados en total), muchas comenzaron a asumir responsabilidades que eran impensadas años atrás, cuando parecían estar destinadas solo al cuidado de los hijos y las tareas domésticas.

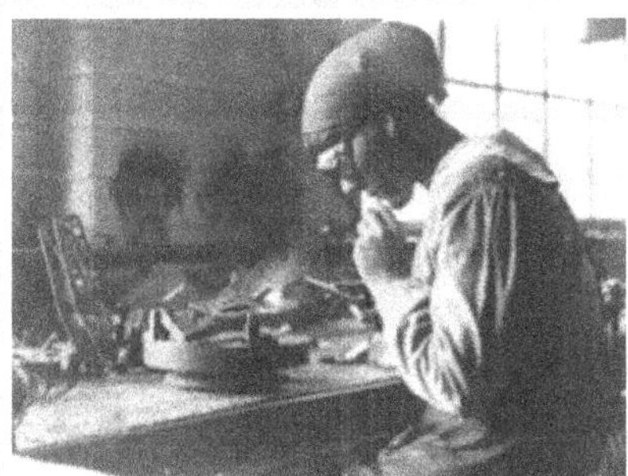

Soldadora en una fábrica de armamentos
Foto: Hulton Archive, 1915

Las cifras en la Europa de aquel entonces son impactantes:

- Aproximadamente el 40% de la producción (en los países participantes) estaba a cargo de mujeres.
- En el sector bancario europeo, el número de puestos ocupados por mujeres se multiplicó por 6,5, pasando de 9.500 puestos a aproximadamente 62.000.
- En 1916, casi todos los tranvías, las ambulancias y los camiones urbanos eran conducidos por mujeres.
- En el comercio, la participación femenina se multiplicó por dos: pasó de medio millón a un millón.
- En las fábricas de armas, cerca del 40% de la plantilla estaba integrada por mujeres.
- En Gran Bretaña el número de mujeres que trabajaban en las fábricas de metales se multiplicó por tres: pasó de 180.000 a aproximadamente 600.000.
- En los centros de salud, el 90% del personal estaba constituido por mujeres.
- En las compañías telefónicas, la mayor parte de los puestos estaban ocupados por mujeres.

Este devenir de la historia impactó tanto en aquellas que fueron sorprendidas por los sucesos –concretamente, por la escasez de mano de obra masculina debido al reclutamiento de los varones para la guerra–, como en las que venían luchando contra viento y marea para ocupar su lugar en un mundo empecinado en segregarlas, privándose tanto a sí mismo como a ellas de los enormes beneficios de su talento.

De amas de casa y operarias a CEOs y presidentas

Si la historia provee más casos de hombres destacados en comparación con la cantidad de mujeres, ello no se debe a cualidades diferenciales masculinas, sino al tiempo que les llevó a ellas quitarse las cadenas del patriarcado, a ciertos oscurantismos religiosos y otras formas de sometimiento que en algunos países orientales y africanos llegan incluso a la crueldad.

En el mundo occidental, la Revolución Francesa (con la Declaración de derechos del hombre y el ciudadano) marcó un antes y un después que, afortunadamente, fue copiado por la Constitución de los Estados Unidos y ha inspirado a varios otros países.

En la actualidad, y si bien continúa siendo desigual la participación de las mujeres en los ámbitos político y empresarial con respecto a la de los hombres, es suficiente con observar las posiciones que ocupan las más poderosas en el ranking Forbes para dimensionar sus admirables logros[2].

	LAS DIEZ MUJERES MÁS PODEROSAS DEL MUNDO **Ranking Forbes 2018**		
		Ámbito	**Actividad**
1	**Angela Merkel**	Político	Canciller alemana.
2	**Theresa May***	Político	Primera ministra británica.
3	**Christine Lagarde**	Financiero	Gerente del Fondo Monetario Internacional (FMI).
4	**Mary Barra**	Empresarial	Presidenta y CEO de General Motors.
5	**Abigail Johnson**	Empresarial	Presidenta y CEO de Fidelity Investments.
6	**Melinda Gates**	Filantrópico	Copresidenta de la Fundación Bill & Melinda Gates.
7	**Susan Wojcicki**	Empresarial	CEO de YouTube.
8	**Ana Botín**	Empresarial	Presidenta del Banco Santander.
9	**Marillyn Hewson**	Empresarial	CEO de Lockheed Martin.
10	**Ginni Rometty**	Empresarial	CEO de IBM.
* Theresa May renunció a su cargo en junio de 2019. Christine Lagarde lo hizo el 2 de julio de 2019.			

De este ranking se desprende que los ámbitos donde más se destacan las cualidades femeninas relacionadas con el poder son el político y el empresarial.

También se desprende que la mayoría de las posiciones no fueron alcanzadas por herencia, sino por mérito propio.

---

2   https://www.forbes.com/lists/power-women/#1bbb07ee5a95

El cerebro femenino en acción

Michelle Obama

Abogada y escritora

Primera dama de los Estados Unidos
desde 2009 hasta 2017

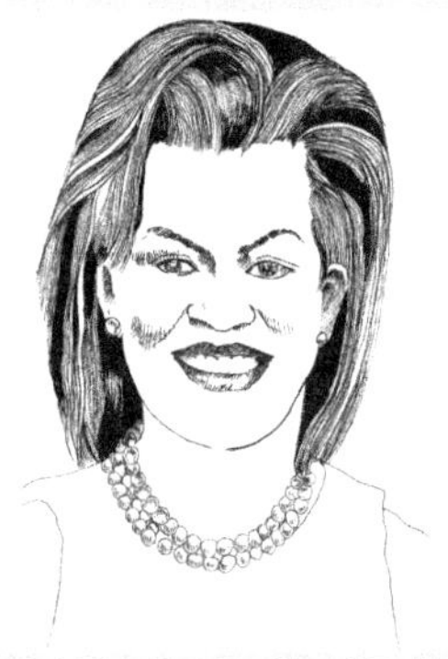

La capacidad femenina para acceder a posiciones de liderazgo es sorprendente.

El caso de Michelle Obama, hija de un obrero y egresada de las escuelas públicas de Chicago en un país que no ha superado la discriminación racial, pone en evidencia que no existe un techo para las mujeres decididas a formarse académicamente y luchar por sus convicciones.

Autora de "Lets Girl Learn", su proyecto más ambicioso, recorre el mundo promoviendo la igualdad de género y el acceso a la educación para que, tal como lo hizo ella, las niñas de hoy se conviertan en mujeres que ocupen posiciones de responsabilidad en países, empresas o donde ellas elijan hacerlo.

Un buen ejemplo es el de la canciller alemana Angela Merkel[3], cuyo poder ha sido legitimado por la mayoría de los ciudadanos de su país durante varios años, y constantemente es puesto a prueba por otros líderes mundiales: ha enfrentado situaciones muy complejas, como la crisis de la Unión Europea, particularmente la del Brexit, y negociaciones difíciles, como lidiar entre el rechazo y la aceptación de la inmigración (dentro y fuera de Alemania).

Asimismo, en rankings que incluyeron figuras masculinas, Angela Merkel superó a líderes de enorme influencia, como el Papa Francisco, el presidente de la República Popular China, Xi Jinping, y los exitosos empresarios Bill Gates y Mark Zuckerberg, entre otros.

Afortunadamente, los indicadores de las entidades que recaban datos sobre la participación laboral femenina son alentadores en el sentido de que, si bien sigue siendo desigual y las mujeres (en promedio) ganan menos que los hombres, en varios países se registra un crecimiento positivo.

Por ejemplo, en las empresas multiproductoras denominadas "espaldas anchas" (por su poder de mercado) la presencia femenina va en aumento, tanto en la Dirección como en varias áreas funcionales, entre ellas, Administración, Marketing, Recursos Humanos y Producción.

Este aumento no es casual y se debe, entre otros, a los siguientes factores:

---

3   El ranking Forbes sobre las 100 mujeres más poderosas e influyentes del mundo ubicó a Angela Merkel en el primer puesto durante siete años consecutivos.

➢ Las cualidades diferenciales del cerebro femenino sobresalen en áreas que se nutren de la inteligencia creativa, particularmente en marketing (publicidad, marcas, diseño de nuevos productos).

➢ La capacidad analítica y las habilidades para tareas que dependen de un buen desempeño de las funciones ejecutivas del cerebro le permiten a la mujer desempeñarse extraordinariamente en las áreas de ingeniería, producción y departamentos administrativo-contables (entre otros).

➢ Las cualidades diferenciales del cerebro femenino para la empatía facilitan su desempeño en procesos complejos de negociación, en los que la mujer también se destaca por su velocidad mental y sus habilidades para interactuar con los demás. Lo mismo sucede en secretarías de alto nivel, ventas, atención al cliente y relaciones públicas.

El cerebro femenino en los parlamentos del mundo
Datos de 2018

❖ Ruanda: 61,3%
❖ Cuba: 53,2%
❖ Bolivia: 53,1%
❖ México: 48,2%
❖ Islandia: 47,6%
❖ Granada: 46,7%
❖ Namibia: 46,2%
❖ Suecia: 46,1%
❖ Costa Rica: 45,6%
❖ Nicaragua: 44,6%
❖ Sudáfrica: 42,7%
❖ Senegal: 41,8%
❖ Finlandia: 41,5%
❖ Noruega: 40,8%
❖ España: 40,6%
❖ Nueva Zelanda: 40%
❖ Francia: 39,6%
❖ Bélgica: 38,7%
❖ Dinamarca: 37,4%
❖ Austria: 36,5,3%

Fuente: Elaboración propia
Datos: Unión Interparlamentaria (UIP)
y ONU

➢ La capacidad femenina para liderar equipos de trabajo es indiscutible y está avalada por numerosos estudios científicos. Este éxito se debe a que, por lo general, su estilo es más democrático y participativo, lo cual repercute positivamente en el clima laboral.

➢ La habilidad femenina para el *multitasking* (hacer varias cosas a la vez sin perder concentración) es superior a la masculina. Esta superioridad se debe al moldeamiento del cerebro por el estilo de vida. Como la mayoría de las mujeres son madres, esposas, amas de casa y profesionales, comerciantes o empresarias simultáneamente, logran fragmentar la atención con facilidad. Más aún: esta habilidad se potencia en aquellas que van a los gimnasios cerebrales y comprueban que descansar 15 minutos cada dos horas resetea el cerebro y lo hace más productivo.

En el **ámbito político**, la participación femenina se ha incrementado a nivel mundial y esa tendencia continúa en ascenso en modo sorprendente si tenemos en cuenta que recién en 1948 se reconoció el sufragio femenino como derecho humano universal, y que en Europa las mujeres pudieron votar por primera vez en 1907 (Finlandia).

Los datos de 2018 arrojan resultados notables, no solo porque en algunos países la cantidad de mujeres en el parlamento supera el 50%, sino también porque los que tienen un porcentaje mayor son del Tercer Mundo. El caso más llamativo, entre los más rezagados en este sentido, es el de Estados Unidos: 19,6%, un número inferior al de Arabia Saudita.

En el **mundo laboral** las cifras son opuestas dado que, junto con Canadá, Estados Unidos es el país con mayor contratación de mujeres (aproximadamente el 48%) y se estima que en 2024 el 26% de los puestos ejecutivos estarán ocupados por ellas.

En el **ámbito científico** la mujer se ha destacado en todas las ciencias y en todos los niveles, sin embargo, y tal como puede leerse en un especial del diario español *El País*, "no las vemos porque la historia se ha encargado de esconderlas".

De esto dan fe los informes actuales. Para la UNESCO, menos del 30% de investigadores científicos en el mundo son mujeres y, más aún, sus posibilidades de ascender y hacer carrera son menores a las de los hombres. En lo personal, y si bien existen brechas que complican el desarrollo de la mujer en este campo, no tengo dudas de que este número va a cambiar: pocas veces he visto luchas más firmes y sólidas como las que se visibilizan en la primera década de este siglo por la igualdad de género.

Por ello, por mi admiración por la mujer y, particularmente, "por su cerebro", en esta obra hallarás pequeñas biografías de mujeres de ciencia cuyos descubrimientos han generado avances que mejoraron la calidad de vida de muchas personas en el mundo entero.

El cerebro femenino en acción

Gertrude B. Elion

(1918-1999)

Bioquímica y farmacóloga estadounidense.

Premio Nobel de Fisiología y Medicina en 1988.

Su trabajo hizo posible el trasplante de órganos.

Desarrolló medicamentos contra el cáncer, la leucemia infantil, la gota, las infecciones urinarias, la malaria, el herpes viral y diversas enfermedades autoinmunes.

Mujeres en acción. Presente y proyecciones futuras

El notable protagonismo que han adquirido algunas mujeres, que se visibiliza año tras año el 8 de marzo, cuando se celebra internacionalmente su día, explica (en parte) el interés creciente por descubrir el soporte neurobiológico que sustenta sus logros.

En lo relacionado con el liderazgo y todos los puestos que requieran habilidades de comunicación, el cerebro femenino se lleva la mayor parte de los créditos dado que posee mayor cantidad de neuronas espejo que el masculino, por lo tanto, es más empático y más comunicativo.

> ►► Cuando las mujeres progresan, las empresas progresan; sin embargo, estas continúan desperdiciando su talento.
>
> Las tasas de ocupación femenina han aumentado mucho durante los últimos cien años, y el ascenso de la mujer hacia las posiciones de CEO ha sido y sigue siendo notable.
>
> Sin embargo, hay diferencias que es imprescindible zanjar.
>
> - En los cargos altos siguen siendo minoría (en comparación con los hombres).
> - Su nivel de ingresos (en promedio) sigue siendo menor que el de los varones.

La empatía emocional, que es la capacidad de sentir lo que otra persona está sintiendo (aunque en un grado menor), hace que la mujer tenga cualidades superiores a las del hombre para implementar la denominada **gerencia de la felicidad**, cuyo foco consiste en asegurar el buen clima laboral.

El interés en este tipo de gerencia tiene su correlato en el liderazgo del futuro, enfocado en la espiritualidad en el mundo de las organizaciones e inserción social de los sentimientos. Ello no implica pasar a un segundo plano las habilidades cognitivas y los conocimientos técnicos necesarios para un buen desempeño; lo que se busca es potenciarlos en ámbitos de trabajo que propicien la motivación, la creatividad, la armonía y el bienestar laboral.

Hablando siempre "en promedio", dado que hay muchos hombres que implementan eficazmente esta especie de "filosofía práctica" en el mundo del trabajo que es la gerencia de la felicidad, no caben dudas de que el cerebro femenino tiene condiciones extraordinarias para ello.

Por ejemplo, en un informe presentado por Deloitte para el diario *El Financiero* (en Centroamérica, donde trabajo durante parte del año) puede leerse lo siguiente:

> ➢ "Las mujeres exitosas crean climas laborales más sólidos para sus equipos con relación a sus pares masculinos".
>
> ➢ "Por su empatía, las mujeres suelen estar muy preparadas para gestionar entornos diversos o cambios dentro de la organización".

Destaca el informe, con el que coinciden otros que he leído y con mi propia experiencia como consultor, que los puestos clave ocupados por mujeres se ubican en una amplia gama de industrias, entre ellas, servicios financieros, alimentos y bebidas, consumo masivo y salud.

Ahora bien, ¿cuántas mujeres ocupan el lugar que merecen? ¿Cuántas ganan el dinero que deberían ganar? La investigación empírica confirma que debería haber más mujeres en puestos de liderazgo; sin embargo, y aun cuando han demostrado con creces sus habilidades para conducir equipos de trabajo, en las gerencias y los cargos superiores la mayoría de los puestos siguen ocupados por varones y, lo que resulta más incomprensible aún, la mujer continúa en desventaja en materia de ingresos.

Para que el lector pueda verlo con mayor claridad, en los apartados que siguen proporcionaré algunas cifras. Teniendo en cuenta que los datos cuantitativos terminan siendo abrumadores y difíciles de retener, utilizaré solo los que considero necesarios para que se pueda visualizar que en el siglo XXI hay varias zonas, incluidos los países avanzados, en los que la mujer continúa en desventaja, tanto para acceder a puestos gerenciales como en materia de ingresos.

El cerebro femenino en acción

Josephine Esther Mentzer
(1908-2004)

Estadounidense.

Nacida en el barrio obrero de Queens (Nueva York), creó la gigantesca industria de cosméticos Estée Lauder, que lleva el apellido de su marido, Joseph Lauder, quien se convirtió en su socio.

Su pasión por el cuidado de la piel y la cosmética comenzó a revelarse durante la adolescencia, cuando fabricaba cremas faciales y ungüentos en un horno casero.

En 1998 fue la única mujer en la lista de "Los 20 genios comerciales más influyentes del siglo XX", publicada por la revista *Time*. Previamente, en 1978, se convirtió en la primera mujer en ser condecorada con la Legión de Honor.

Comenzaré por un informe que, si bien data de 2014, contiene datos recabados por la firma Mercer a nivel casi planetario (en 28 países y entre 1.700.000 empleados de ambos sexos)[4].

Las siguientes son las principales conclusiones:

> [...] "uno de los factores más significativos que limitan el potencial de crecimiento es la menor participación de las mujeres, con una tasa de empleo por debajo de las tasas masculinas en todos los tramos de edad y en todo el mundo, además de subsistir significativas diferencias salariales y de pensiones entre hombres y mujeres, incluso en zonas desarrolladas como Europa y Estados Unidos".

> [...] "la eliminación de este desequilibrio podría suponer un aumento del PBI de estos países en aproximadamente un 34%, pero para que esto se produzca *las empresas necesitan un programa multidisciplinar que apoye a las mujeres*".

Las negritas en las palabras del párrafo anterior no son casuales, y esto no es una apología del feminismo con el que, por otra parte, tengo discrepancias (ver recuadro).

Es, simplemente, apoyar a las mujeres para que puedan quitar del camino las piedras que les impiden obtener lo que merecen.

> *Los nuevos paradigmas superan la desaparición del machismo, dado que promueven la retribución y el reconocimiento por los logros, independientemente del género.*

Lamentablemente, falta bastante camino por recorrer. Por ejemplo, en los países que integran la muestra Mercer se observa que ellas representan el 41% de la fuerza de trabajo a nivel mundial, pero solo el 19% accede a niveles directivos-ejecutivos.

En caso de que, como bien proponen los autores de este informe, cambien los enfoques actuales y se le dé a la mujer el lugar que merece por sus habilidades harto demostradas, el crecimiento futuro sería el que se proyecta en el gráfico de la página siguiente.

Ahora vayamos hacia lo positivo que, por cierto, hay que destacar: cotejando esta realidad con la que se vivía hace cien años hemos avanzado mucho. En aquel entonces (segunda década del siglo xx) comenzaba la Primera Guerra Mundial y, como ya dije, al poco tiempo se produjo lo que podríamos denominar la primera gran ola de inclusión de la mujer en el mundo del trabajo organizacional.

---

4   https://communityofinsurance.es/2015/06/14/cuando-las-mujeres-prosperan-las-empresas-prosperan-investigacion-global-de-mercer-sobre-la-diversidad-de-genero/

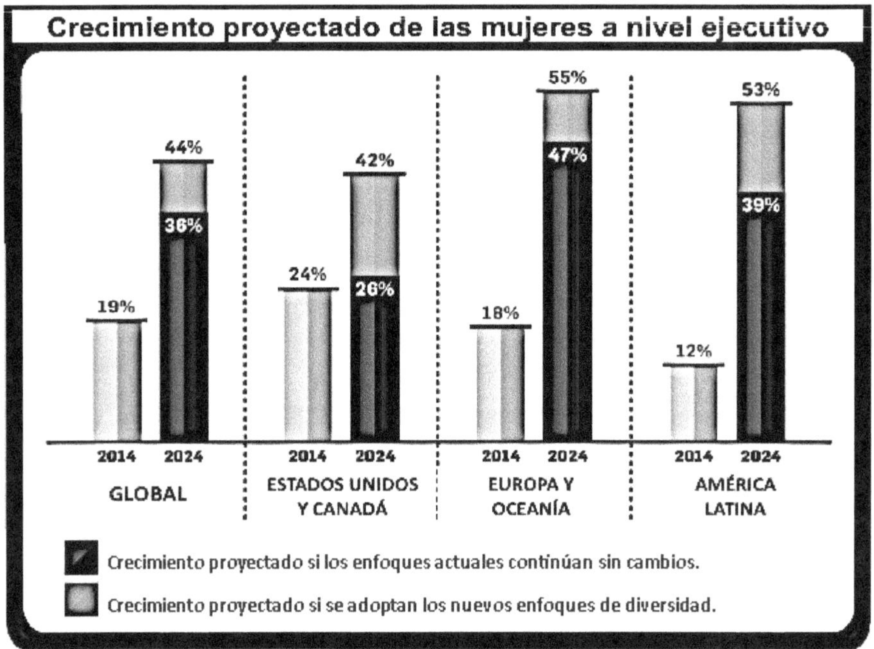

Datos: Mercer, When Women Thrive, Business Thrive Research, 2014. https://www.mercer.com/content/dam/mmc-web/Files/Gender-Diversity-When-women-thrive-businesses-thrive-Mercer.pdf

Si bien la industria textil había sido pionera en promover una amplia participación femenina en los talleres, al estallar la guerra muchas mujeres se vieron obligadas a trabajar en lugares impensados, ya sea para mantener a su familia o porque eran llamadas por el gobierno debido a que los hombres estaban en el frente.

Esto permitió tomar conciencia no solo de la capacidad de la mujer, sino también de su versatilidad en el mundo del trabajo, ya que muchas salieron de sus casas para incorporarse como obreras en fábricas de todo tipo, incluidas las de armas, cargaron y trasladaron carretillas con carbón, y manejaron camiones cuando era necesario. En algunos sectores, como el comercio, el número de mujeres ocupadas se multiplicó por dos durante la guerra.

Otro de los indicadores más llamativos de la época procede de los bancos ingleses, que de ocupar cerca de 10.000 mujeres pasaron a contar con 65.000.

Lamentablemente, esta interesante y efectiva participación femenina en el mercado laboral fue desalentada al finalizar la contienda y muchas quedaron desempleadas, ya sea porque los hombres que volvieron reclamaron su lugar o porque (algunos años después) los varones que habían sido niños durante la guerra se ocuparon de desplazarlas.

Sin embargo, y esto es lo más importante: *así como la guerra cambió sus vidas, también las cambió a ellas*; muchas lograron conservar su trabajo a pesar de la persecución masculina y la gran desigualdad salarial. Otras comenzaron a luchar encarnizadamente por sus derechos.

Las que tuvieron la suerte de convivir con hombres de mente abierta pudieron demostrar los grandes beneficios de contar con dos ingresos en el hogar, mejorando la calidad de vida de la familia (en términos económicos) y el acceso a mejores servicios de salud y educación para sus hijos.

A mediados de 2014, esto es, un siglo después del año de inicio de aquella contienda, aproximadamente el 41% de la fuerza laboral en el mundo estaba representada por mujeres (hablando siempre en promedio, ya que hay países donde este porcentaje es mucho menor, y otros donde es mucho mayor).

Sin embargo, y coincidiendo con la investigación de Mercer, la Organización Internacional del Trabajo da cuenta de que falta mucho camino por recorrer debido a que la

> **EL TALENTO FEMENINO CUENTA CON ALIADOS INTERNACIONALES… E INCONDICIONALES**
>
> Entre las organizaciones internacionales que apoyan a la mujer en su lucha por la igualdad de oportunidades en lo relacionado con la remuneración y el acceso a cargos de alto nivel se encuentra la OIT (Organización Internacional del Trabajo), que pertenece a las Naciones Unidas.
>
> En marzo de 2015, sus informes revelan que, si bien las mujeres que trabajan están en una posición mejor que 20 años atrás, el progreso no ha satisfecho las expectativas debido, entre otros, a indicadores como los siguientes:
>
> ✓ En los Consejos de Administración de las empresas relevadas por la OIT, solo el 19% de los puestos son ocupados por mujeres.
>
> ✓ Solo el 5% por ciento de los directores ejecutivos de las empresas más fuertes del mundo son mujeres.
>
> ✓ Aún persiste la brecha salarial de género. Las mujeres ganan, en promedio, el 77% de lo que ganan los hombres (datos a nivel mundial). En América Latina, este porcentaje oscila entre el 64% y el 90%.
>
> ✓ La brecha salarial se ensancha por la maternidad: con frecuencia, las mujeres sin hijos ganan más.

participación de la mujer en el extremo superior, es decir, en la línea jerárquica de las organizaciones grandes, sigue siendo muy baja.

En lo que tiene que ver con los microemprendimientos y las empresas pequeñas, se calcula que el número de mujeres que las dirigen es de aproximadamente el 30%. Es importante tener en cuenta que en la mayoría de los casos han sido sus mentoras y fundadoras (los datos se recabaron en 80 de los 108 países miembros de la OIT).

> *Los informes del Banco Mundial destacan el papel clave de la mujer en la disminución de la pobreza y la desigualdad.*
>
> *Se calcula que su participación contribuyó a reducir en un 30% la pobreza extrema y un 28% la desigualdad en la última década.*

Por último, cabe destacar que los porcentajes que he citado hasta aquí tienen variaciones y diferentes matices según los países y regiones. Por ejemplo, en el mundo desarrollado la mujer goza de una libertad dentro del mercado laboral que no existe en aquellos con altos índices de desempleo y tampoco donde los condicionamientos culturales y religiosos las relegan al hogar y al cuidado de los hijos.

No obstante, se observan cambios muy alentadores. Por ejemplo, según el informe del año 2010 de la OIT, la tasa de empleo femenino en Oriente Medio, África, América Latina y el Caribe registró un aumento significativo.

Afortunadamente, cada día son más las que se suman a la conquista de espacios donde puedan desarrollarse y aportar su potencial, y lo hacen sin descuidar sus obligaciones familiares, otro motivo por el cual, lo admito, siento una enorme admiración por la mujer, esto es, por su determinación, por su capacidad para definir prioridades, tomar decisiones y hacer "bien" infinidad de cosas a la vez.

Sin duda, ha venido al mundo con una plataforma imposible de imitar y que en esta obra estudiaremos en profundidad: su cerebro.

Mujeres admirables: Malala Yousafzai

Malala se hizo conocida mundialmente en 2014 cuando, teniendo solo diecisiete años, recibió el Premio Nobel de la Paz por su lucha por el derecho de los niños a la educación. De origen pakistaní, se convirtió en una reconocida activista por los derechos de las mujeres en el valle del río Swat, luchando nada menos que contra el régimen talibán, que había prohibido la asistencia de las niñas a la escuela.

Uno de sus datos biográficos más sorprendentes se remonta a 2009, cuando, con solo doce años, ya escribía en un blog para la BBC amparándose en el seudónimo de Gul Makai. A través de ese medio denunciaba las atrocidades sufridas bajo el régimen talibán, que ocupó militarmente el valle del río Swat matando a muchos de sus habitantes, volando escuelas y prohibiendo la educación de las niñas.

Su voluntad inquebrantable en la lucha por sus ideales se manifestó en una valentía fuera de lo común: sobrevivió a un ataque feroz contra un autobús en el que viajaba, resistió las amenazas de muerte hacia ella y su padre emitidas por los talibanes, y superó heridas físicas con un tratamiento muy complejo (tuvieron que implantarle una placa de titanio en el cráneo y colocarle un dispositivo auditivo en el oído izquierdo).

Malala fue recibida por el presidente de los Estados Unidos, Barak Obama, y obtuvo la ciudadanía honoraria otorgada por el Gobierno de Canadá. La University of King's College de Halifax (Nueva Escocia) la honró con el doctorado Honoris Causa, Suecia le entregó el Premio de los Niños del Mundo, y recibió el Premio Sájarov a la Libertad de Conciencia que otorga el Parlamento Europeo (entre otros reconocimientos internacionales de enorme importancia).

En 2015, Naciones Unidas exigió, en su nombre, que todos los niños del mundo estuvieran escolarizados a finales de 2015.

Malala obtuvo también el Premio Simone de Beauvoir (2013), el Premio UNICEF de España por su defensa del derecho de las niñas a la educación, el Premio de la Paz Internacional Tipperary (2013), el Premio Embajador de Conciencia por Amnistía Internacional (2013), el Premio Internacional Infantil de la Paz, Holanda (2013) y el Premio Peter Gomes de la Universidad de Harvard 2013, entre muchos otros.

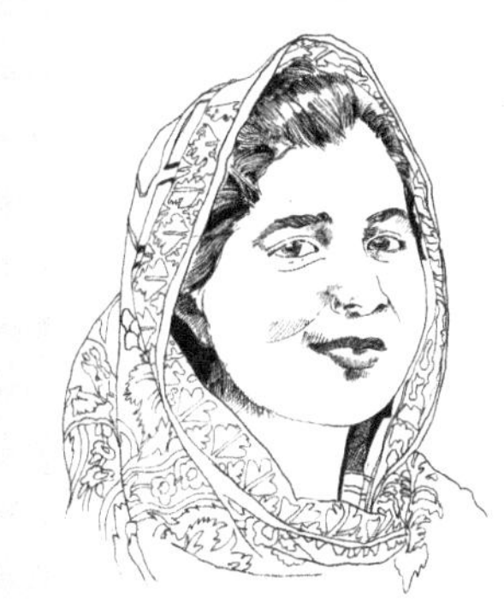

Nació el 12 de julio de 1997 en Mingora, Pakistán.

La lucha por la educación igualitaria ha sido y es el motor más visible de su vida desde que era una nena.

En 2014 recibió el Premio Nobel de la Paz junto al hindú Kailash Satyarthi, por su inquebrantable lucha por los derechos de los niños y niñas a la educación.

En 2013 fue considerada una de las personalidades más influyentes del mundo.

CAPÍTULO 2

El punto de partida

Iguales… pero diferentes

Hace unos años, leí un artículo muy interesante sobre la *revolución opt-out*[1] en *The New York Times Magazine*. Al dialogar con la periodista Lisa Belkin sobre las diferencias de géneros, una de las entrevistadas hizo una muy buena síntesis: ''It's all in the fMRI'' (todo está en la IRMf)[2].

Esta sigla alude a la resonancia magnética funcional por imágenes, una técnica que permite observar qué zonas se activan en el cerebro ante cada estímulo mientras este trabaja, y es muy utilizada para investigar las similitudes y diferencias entre hombres y mujeres a nivel neuronal.

Por ejemplo, la neuroimagen de la gráfica siguiente fue obtenida durante una investigación de la Universidad de Basilea, Suiza, que llegó a la conclusión de que las mujeres tienen un procesamiento distinto de las emociones en comparación con los hombres.

En términos de los autores de este trabajo:

---

1   Esta denominación alude a un fenómeno minoritario que se estudió con mayor profundidad en los Estados Unidos, e involucró a mujeres exitosas laboralmente que decidieron hacer una pausa en su profesión para ocuparse de sus hijos y el hogar.

2   http://www.nytimes.com/2003/10/26/magazine/26WOMEN.html

> *La excitación emocional generalmente aumenta la formación de la memoria episódica.*[3]

> *La amplia evidencia indica que las mujeres superan a los hombres en memoria episódica.*

> *Las mujeres evalúan los estímulos emocionales como más excitantes que los hombres.*

> *Las mujeres evalúan en particular las imágenes negativas y positivas, pero no neutras, como emocionalmente más excitantes en comparación con los hombres.*[4]

Hombres y mujeres procesan la información emocional en forma diferente

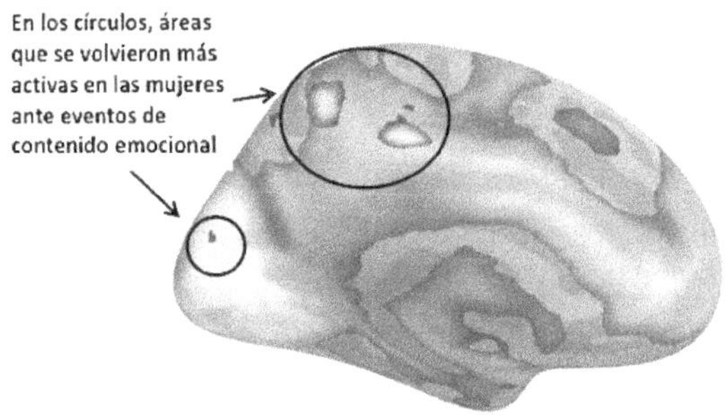

Fuente: https://www.jneurosci.org/content/35/3/920
Imagen: Universidad de Basilea.

En principio esto no parece nada nuevo, de hecho, es sabido que ambos sexos tenemos mundos emocionales distintos. Lo interesante es que ahora podemos leer cómo se manifiesta este fenómeno en el cerebro.

Por ejemplo, Paul y Tania tienen en común un cerebro dividido en cuatro lóbulos y, dentro de estos, las mismas estructuras: el hipocampo, la amígdala, el tálamo y el hipotálamo, entre otras que irás conociendo a lo largo de esta obra.

Ahora bien, si Paul se pregunta cómo puede ser que Tania le reproche algo que ocurrió hace cinco años, y que él había olvidado por completo, puede hallar la respuesta interiorizándose sobre los hallazgos de investigaciones como la de la citada universidad

---

3   La memoria episódica alberga recuerdos sobre hechos, lugares y fechas, por eso se la suele definir como la memoria del cuándo y el dónde.

4   https://www.jneurosci.org/content/35/3/920

suiza y otras que llegaron a idénticas conclusiones: *la memoria emocional de la mujer es significativamente superior a la del hombre.*

Estos conocimientos son muy útiles para cualquier profesional que se dedique a la terapia de pareja y tienen grandes aplicaciones en otros campos.

Por ejemplo, en las organizaciones los utilizamos para correlacionar el trabajo de las áreas cerebrales con los marcadores somáticos, la toma de decisiones, la creatividad, la conducción de equipos y la conducta (entre otras variables).

> *Los cerebros de hombres y mujeres son muy parecidos y, a la vez, muy distintos.*
>
> *Por ejemplo, los recuerdos de contenido emocional se fijan con mayor facilidad en la memoria de ambos géneros; sin embargo, la mujer supera al hombre dado que experimenta con más intensidad las emociones.*

En el área comercial, el universo femenino y la emocionalidad son ampliamente estudiados dado que los clientes, particularmente las mujeres, eligen productos y servicios por la experiencia que significa su consumo. Cuanto mayor sea la impronta emocional, mayor será el nivel de recordación y fidelidad a una marca.

Estas miradas en el interior del cerebro también permiten desarrollar técnicas de neuroaprendizaje y neurocapacitación que superan a las existentes dado que hombres y mujeres aprenden de manera diferente y resuelven problemas de manera diferente.

Por ejemplo, si a una secretaria y a un secretario los conectan a un magnetoencefalógrafo mientras resuelven el mismo acertijo y llegan al mismo resultado, las neuroimágenes seguramente van a mostrar que siguieron caminos distintos.

Estos avances en la investigación sobre el funcionamiento del cerebro se verán potenciados en el corto plazo, ya que existe un campo muy interesante de investigaciones focalizadas en desentrañar sus misterios.

Entre las más importantes, se encuentran las estadounidenses (cuyo principal mentor ha sido el presidente Barak Obama) y el Proyecto Cerebro Humano (HBP) de la Comisión Europea.

Si bien están orientadas a descubrir tratamientos para enfermedades de tipo neurológico, estas investigaciones también contribuyen a que día a día sepamos más sobre las diferencias neurofisiológicas en-

> ►► La magnetoencefalografía es una de las técnicas más prometedoras para conocer las diferencias morfológicas y funcionales de los cerebros femenino y masculino, entre otras razones, porque tiene capacidad para trabajar en tiempo real.
>
> Tal como puedes observar en la imagen, mientras la participante trabaja en un ordenador, el equipo (que en el futuro no será más grande que un secador de cabello) va estudiando su cerebro.

tre el cerebro masculino y femenino que predisponen tanto al hombre como a la mujer para procesar la información de una forma determinada y, posteriormente, decidir y actuar en consecuencia.

En función de mi experiencia, no creo que falten muchos años para que la observación cerebral se convierta en una práctica de costumbre en uno de los ámbitos en los que trabajé toda mi vida: el de las organizaciones.

Por ejemplo, una multinacional que necesite un líder para una subsidiaria en un país con serios problemas económico-sociales puede introducir a los postulantes en un equipo y analizar cómo reacciona su cerebro ante imágenes impactantes, como puede ser una revuelta originada por un conflicto gremial de corte violento.

Sin duda alguna, el cerebro del hombre se iluminará de forma diferente al de la mujer, y lo mismo sucederá si, ante el mismo hecho, ambos géneros deben resolver un mismo problema y tomar una decisión.

¿De qué sexo será la persona elegida? No lo sabemos. Si bien los parámetros universales nos llevarían a inferir que en un contexto así puede funcionar mejor un hombre, el mundo está repleto de ejemplos de mujeres que han sido y son sumamente efectivas en ámbitos más difíciles que el descripto.

Sentirse hombre o sentirse mujer: el punto de partida

> *Las capacidades intelectuales y emocionales son independientes del género y de la identidad sexual.*

Hablar de diferencias de géneros y, más específicamente, de las cualidades diferenciales de la mujer —en las que también tienen una importante influencia los cuadros hormonales— exige que nos remontemos a la etapa de gestación, donde ambos sexos comienzan a configurarse como tales.

Para introducirnos en el tema, lo primero que necesitamos tener presente es que *sentirse hombre o sentirse mujer no siempre coincide con el sexo biológico.*

En esta obra me referiré a personas heterosexuales, es decir (y valga la redundancia), a aquellas que siendo físicamente mujeres se sienten mujeres, y a aquellos que siendo físicamente hombres se sienten hombres.

Ello no implica ningún tipo de discriminación dado que, lo destaco:

**El alto desempeño no tiene que ver con las preferencias sexuales,
sino con las capacidades de las personas.**

Mis lectores y, sobre todo, los participantes de mis seminarios, saben que considero un verdadero anacronismo (por no hablar de prejuicios absurdos) la importancia que algunos reductos de la sociedad le siguen dando a la orientación sexual.

En la práctica, la efectividad profesional de personas que se han definido públicamente como gays no es superior ni inferior a la de cualquier otro colectivo.

> *Ha habido momentos en que ser gay me ha resultado duro e incómodo, pero también me ha dado confianza en mí mismo, en seguir mi propio camino y levantarme frente a la adversidad y la intolerancia.*
>
> *Además, me ha dado piel de rinoceronte, lo que viene muy bien en el momento en que te conviertes en el consejero delegado de Apple.*
>
> Timothy D. Cook
> Director ejecutivo de Apple Inc. en 2015.

Por ejemplo, en 2015, cuando comencé a profundizar en este tema, circuló por todos los portales del mundo la siguiente frase: "Estoy orgulloso de ser gay", que pertenecía nada menos que a Tim Cook, CEO de Apple, una de las empresas más exitosas del mundo. En el mismo año, alguien que había llegado nada menos que a ser presidente de un país (Colombia), César Gaviria Trujillo, comunicó a través de su sitio de internet su condición de homosexual.

> ►► Los últimos descubrimientos científicos coinciden en que la orientación sexual comienza a definirse en la etapa fetal, por lo tanto, tiene un origen biológico.
>
> La mayoría de los especialistas sostienen que las diferencias genéticas hacen que los niveles hormonales durante la gestación sean diferentes, o bien, que el cerebro del niño o la niña que vendrán a este mundo reaccione en forma diferente ante la influencia hormonal.
>
> Por ejemplo, una investigación publicada en *Science* (1993;261:323), en la que participaron 114 familias, señala que existe un componente genético que predispone a la homosexualidad y que posiblemente sea este el que orienta la impregnación hormonal en el cerebro.

¿Qué necesidad hay de hablar sobre este tema –pensé–, dado que a la hora de elegir un buen líder lo que toda empresa analiza son sus antecedentes, su formación y sus habilidades? Sin embargo, al leer con mayor profundidad las declaraciones de Cook lo comprendí y encontré otro ejemplo extraordinario de resiliencia: él afirma que, gracias a pertenecer a una minoría (se calcula que alrededor del 5,5% de la población estadounidense es homosexual)[5], sabe mejor lo que significa ser parte de ella

---

5   Este valor es relativo dado que muchas personas son homosexuales y no lo comentan, salvo con su analista o su círculo íntimo,y otras prefieren mantenerlo en reserva dados los prejuicios existentes.

y que eso, además de convertirlo en una persona "más empática", lo ha ayudado a vivir "una vida más completa".[6]

Queda claro, y este no es el único caso, que muchas personas con condiciones para distintas actividades han logrado desplegar su potencial debido a circunstancias especiales, como las de Cook y las que veremos al finalizar cada capítulo, donde sintetizo la vida de un conjunto de mujeres que he seleccionado como admirables y a quienes les dedico esta obra.

En el ámbito de las ciencias, la neurobiología de la identidad sexual es un tema muy complejo, ha corrido y sigue corriendo mucha tinta.

Por ejemplo, en 2014 la Universidad Médica de Viena comunicó que, según sus investigaciones, la transexualidad tiene su correlato en el cerebro debido a que los hombres y las mujeres tienen ciertas microestructuras de conexiones neuronales diferenciadas y que, en el caso de los transexuales, esas microestructuras se sitúan en una posición intermedia entre ambos sexos. [7]

En lo que respecta a la homosexualidad, una exhaustiva investigación sueca (Instituto Karolinska, Estocolmo) que escaneó el cerebro de 90 personas, halló que los hombres homosexuales y las mujeres heterosexuales tienen los dos hemisferios cerebrales del mismo tamaño, mientras que los hombres heterosexuales y las mujeres homosexuales tienen más grande el hemisferio derecho, es decir, que algunos atributos físicos del cerebro homosexual se asemejan a los del sexo opuesto[8].

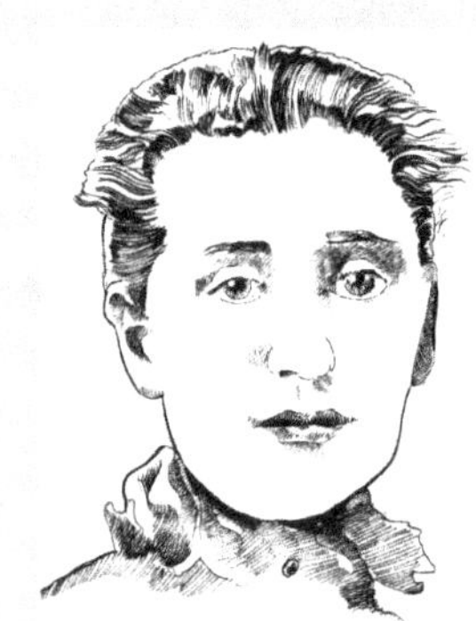

El cerebro femenino en acción

Jane Addams

(1860-1935)

Estadounidense.

Premio Nobel de la Paz en 1931.

Socióloga y con grandes habilidades para el liderazgo, luchó en contra de las guerras y por los derechos de las mujeres (incluyendo el sufragio) durante toda su vida.

En 1889 fundó una de las primeras casas de acogida de inmigrantes en los Estados Unidos, y en 1915, la Liga Internacional de Mujeres por la Paz y la Libertad.

Vivió públicamente y con naturalidad su relación de pareja con otra mujer, Mary Rozet Smith, con quien convivió durante más de treinta años.

---

6   http://elpais.com/elpais/2014/10/30/estilo/1414671633_854621.html

7   Kranz, G.S. *et al.*: "White matter microstructure in transsexuals and controls investigated by diffusion tensor imaging" (2014). En https://www.ncbi.nlm.nih.gov/pubmed/25392513

8   http://www.pnas.org/content/105/27/9403.full;

En las neuroimágenes también se observó que la conectividad de la amígdala (una estructura crucial en la vida emocional) de las lesbianas se asemejaba a la de los hombres heterosexuales y, a su vez, que el cerebro de los hombres homosexuales se asemejaba al de las mujeres heterosexuales.

Por su parte, uno de los pioneros en estudiar el tema, el neurocientífico Simon LeVay, autor del libro *The Sexual Brain*, identificó diferencias en la estructura del cerebro de hombres homosexuales con relación a los heterosexuales adultos[9].

En líneas generales, *la idea de que la orientación sexual comienza durante el desarrollo fetal es ampliamente compartida.*

Una de las teorías que la aborda, cuyo nombre te apunto por si deseas investigarlo, se denomina *Pre-natal hormonal hypothesis* (balance hormonal antes del nacimiento). Si bien está clara la influencia de las hormonas en la diversidad sexual, no se sabe por qué se producen estas diferencias, aunque la mayoría apunta a los genes, por lo tanto, tienen un sustrato biológico.

La diferenciación

El sexo que tendrá una persona comienza a aparecer en el ámbito intrauterino en la octava semana de gestación, debido a la acción de las hormonas sexuales (testosterona en los varones y estrógenos en las mujeres). Antes, los embriones son prácticamente iguales.

> *La diferenciación sexual primaria se produce durante el desarrollo embrionario por la acción de los genes XX (mujer) y XY (hombres).*

Normalmente se distingue entre *diferenciación sexual primaria* (genética, cromosómica), y *diferenciación sexual secundaria* (que corresponde al desarrollo genital)[10].

Las células tienen 46 cromosomas. 44 son iguales en ambos sexos, se agrupan en 22 parejas de autosomas. La otra pareja son los cromosomas sexuales; XX para la mujer y XY para el hombre. Esta pareja es la que determina el sexo.

El cromosoma Y (masculino) es más pequeño y contiene muchos menos genes que el X (femenino).

---

9   Léase también "Brain Study Shows Differences Between Gays, Straights". Autor: Rob Stein, *The Washington Post*. Junio 24, 2008. https://tdn.com/lifestyles/brain-study-shows-differences-between-gays-straights/article_e606211d-dfcf-5d68-b40c-1f42da2dc352.html

10 Algunos especialistas consideran que el primer signo de diferenciación sexual primaria en la gónada masculina se produce en las semanas sexta y séptima de desarrollo embrionario.

Esta diferencia no tendrá relación alguna con la inteligencia, sino con la forma de percibir, pensar, razonar, sentir y actuar.

La conformación de las características masculinas está determinada por un gen que es exclusivo del cromosoma Y, que orgánicamente genera la transformación de las gónadas del embrión en testículos. Si este cromosoma no está presente, el ser humano que vendrá a este mundo se irá configurando como femenino, dado que se irán desarrollando los ovarios.

El "interruptor macho"

Lo que se conoce como "interruptor macho" es un gen, denominado **SRY**, que se ocupa de enviar el mensaje que dispara la formación de los testículos y otras características biológicas masculinas. El embrión XX no contiene este gen, por lo tanto, sin este interruptor la persona que vendrá a este mundo será una niña[11].

Antes de que aparezca el SRY, los embriones masculinos y femeninos son prácticamente iguales, y es precisamente este gen el que inicia la diferenciación sexual primaria o gonadal.

En opinión de uno de los mejores especialistas en el tema, el profesor Hugo Liaño:

La naturaleza tiende espontáneamente a producir hembras, pues hay experimentos que así lo han demostrado [...] Está claro, por tanto, que la condición sexual básica del humano es femenina, de modo que la masculinidad es un esfuerzo que la naturaleza hace usando las hormonas andrógenas, sobre todo la testosterona, para cincelar un ser con hechos diferenciados del más primario o femenino.[12]

Sorprendente ¿verdad? Admito que cuando comencé mi primera carrera universitaria, y leía todo lo que estaba a mi alcance sobre el cerebro, me quedé anonadado cuando me hablaron sobre esta condición sexual básica con la que venimos a este mundo; de hecho, la genética es un campo de estudios verdaderamente apasionante.

Sin embargo, y aun cuando las evidencias científicas son indiscutibles, la denominada "ideología de género" afirma que las diferencias entre el varón y la mujer no

---

11 Walker R.: *Genes y ADN*. Edilupa, Madrid, 2006.

12 Para ampliar, véase Liaño Hugo, *El conflicto de los sexos*, Ediciones B, S.A., Barcelona, 2014.

tiene que ver con hechos naturales que determinen el sexo, sino más bien con pautas socioculturales, por lo tanto, cada ser humano es libre de elegir el género al cual pertenecer.

> *Las hormonas que determinan los caracteres sexuales femeninos se llaman estrógenos; las que determinan los masculinos se llaman andrógenos (la principal es la testosterona).*
>
> *Los organismos de hombres y mujeres generan los dos tipos de hormonas; lo que marca la diferencia es la proporción que se encuentra en cada sexo.*

Coincido en todo lo relacionado con la "libertad". Libertad para vivir, libertad para sentir, libertad para amar. Lo que no se puede negar, aun cuando las influencias socioculturales son indiscutibles, es que al sexo de una persona lo determina la naturaleza, no la sociedad.

En términos de una experta en el tema, Louann Brizendine (que citaré varias veces en esta obra), no existe un cerebro unisex:

> *Si en nombre de la corrección política intentamos refutar la influencia de la biología en el cerebro, comenzaremos a combatir nuestra propia naturaleza.*[13]

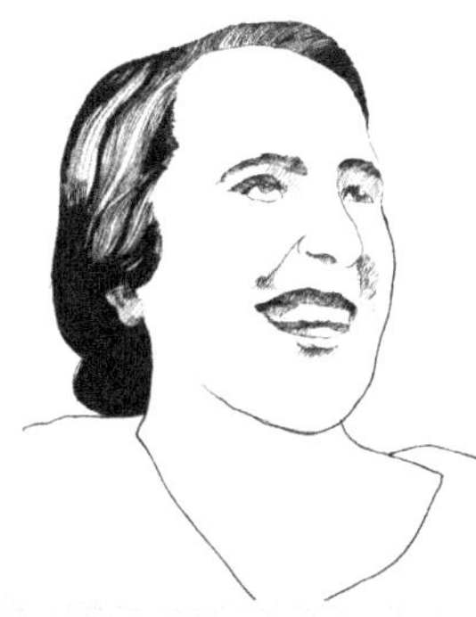

El cerebro femenino en acción

Dolores Ibárruri Gómez

(1895-1989)

Política española conocida como "La Pasionaria".

Ocupó el cargo de diputada en dos oportunidades, la segunda, cuando tenía 82 años.

Hija de mineros, apasionada por la lectura y con gran habilidad para la oratoria, fue una figura relevante durante la guerra civil española, en la que luchó por las causas republicanas.

Madre de seis hijos, entre ellos, trillizos, fue encarcelada varias veces por su militancia política y su lucha incansable por los derechos de las mujeres.

Las influencias del sistema hormonal

"El *Wuxia Pian*[14] es testosterónico" –dijo un amigo con el que compartíamos una charla sobre cine hongkonés. Esta calificación, que le surgió espontáneamente mientras mirá-

---

13 Brizendine L.: *El cerebro femenino*. Editorial Del Nuevo Extremo, Buenos Aires, 2007.

14 Género cinematográfico originario de Taiwán y Hong Kong. Si bien se considera algo diferente al de artes marciales, abunda en escenas de acción centradas en la lucha cuerpo a cuerpo con espadas.

> *Como **el sistema hormonal tiene una enorme influencia en la morfología cerebral**, el cerebro femenino se organiza de manera diferente del masculino, lo cual conlleva un procesamiento distinto de la información que impacta en la conducta, la toma de decisiones y, fundamentalmente, en la emotividad.*

bamos una escena, me resultó graciosa y, por cierto, muy acertada.

Si bien la primera gran estrella del cine de artes marciales no fue un hombre, sino una mujer de origen chino, llamada Wu Suxin, y hay actrices extraordinarias en este género, las escenas que estábamos viendo eran interpretadas mayoritariamente por hombres que luchaban cuerpo a cuerpo con sus espadas, regidos por códigos de honor y venganza.

A mi mujer no le simpatiza el cine de artes marciales y a la de mi amigo tampoco. "Nosotras no vemos películas violentas" (dijeron al unísono) y, dado que el encuentro se programó para ver cine hongkonés, propusieron una película romántica: *Con ánimo de amar*.[15]

Excepto que tu pareja sea cinéfila, hallarás un montón de ejemplos de este tipo.

El adjetivo "testosterónico" que inventó mi amigo (la palabra no existe en el diccionario de la Real Academia Española), alude a la principal hormona sexual masculina; de hecho, la testosterona tiene un rol central en el desarrollo normal del espermatozoide, y se cree que el mayor tamaño del cerebro masculino, en comparación con el femenino, se debe a sus niveles[16].

En realidad, las hormonas determinan gran parte de las características físicas (como la fuerza y la mayor cantidad de vello corporal en el varón), tienen una gran repercusión en el estilo de pensar, sentir y actuar de cada sexo y, esto es muy importante, en la actividad sexual y el estado de ánimo.

Por ejemplo, si tú te preguntas por qué tu mujer olvidó comprar el libro que le encargaste dado que el perro que murió no es el de ustedes, sino el del vecino, y no comprendes por qué está tan angustiada, hallarás la respuesta leyendo libros que explican el funcionamiento del cerebro emocional.

De este modo, te enterarás de que

> Al igual que el masculino, el cerebro femenino está afectado por las hormonas en las diferentes etapas de la vida, sin embargo, esta afectación es más intensa y variada entre las mujeres.
>
> Ello hace que la estabilidad emocional de una mujer no sea tan constante como la de un hombre.

---

15 Título original en inglés, *In the Mood for Love*. Esta película, originaria del cine hongkonés, se estrenó en el año 2000. Su director es Wong Kar-wai.

16 Cosgrove, K.P. *et al*: "Evolving knowledge of sex differences in brain structure, function, and chemistry". *Biol Psychiat* 62 (8): 847-55. 2007.

muchas de las tensiones y conflictos que se producen en las parejas tienen que ver, entre varios motivos, con los siguientes:

> ➤ la influencia hormonal;
> ➤ la intensidad y el grado de premura de los impulsos sexuales (cuya diferencia reside en gran parte en el cerebro);
> ➤ la acción de los primitivos circuitos subcorticales de las emociones en los hombres que suelen irritar tanto a las mujeres;
> ➤ las razones por las cuales ellas son químicamente menos agresivas que ellos, cuya emocionalidad también está influida por las hormonas.

En los ámbitos laborales se dan situaciones similares.

Como tengo mucha experiencia en ello, me permito transcribirte dos diálogos típicos cuyos contenidos (estoy seguro) no te resultarán incomprensibles o ajenos:

A)

— Jorge no razona bien —dijo Irene refiriéndose a su hijo adolescente.

—¿Qué le pasa? —preguntó su compañero de trabajo.

—Nada, el pobre se enamoró y anda tropezándose con sus hormonas —respondió Irene.

B)

—Stella está muy distraída en el trabajo, se equivocó dos veces hoy, ¿qué le ocurre? —preguntó el contable.

—Está enamorada —respondió su interlocutor—, y "hormona mata neurona".

Desde la cotidianeidad, las variaciones en el estado de ánimo suelen atribuirse al funcionamiento del sistema endocrino (hormonal) y ello es parcialmente cierto.

Al analizar por qué hombres y mujeres se comportan de tal o cual manera, gran parte de las razones pueden hallarse en sus hormonas. Si bien ambos organismos segregan andrógenos (hormonas masculinas) y estrógenos (hormonas femeninas), lo hacen en cantidades diferentes, por lo tanto, un tipo de hormona predomina sobre el otro en cada sexo.

En el caso de la testosterona, el profesor español Francisco Rubia, con quien he tenido el placer de dialogar, sostiene que la influencia hormonal es básica a la hora de

> El componente biológico, en el que se destaca la influencia hormonal, ayuda a entender las tendencias de ambos sexos hacia determinadas aptitudes que, a su vez, influirán en su estilo de pensar, sentir y actuar.

conformar el mapa cerebral, y que un mayor nivel de testosterona se relaciona directamente con un mayor desarrollo del hemisferio derecho, del que dependen las habilidades visuales, espaciales y geométricas, es decir, aquellas en las que diversos experimentos atribuyen mayor capacidad promedio entre los varones.

En la mujer, los niveles bajos de esta hormona permiten que sus células cerebrales desarrollen más conexiones en los centros de comunicación y en las áreas que procesan emociones.

Esto influye en su predisposición para armonizar en los diferentes ámbitos en los que actúa y está relacionado, a su vez, con sus habilidades innatas para la empatía.

No obstante, en la vida cotidiana es común que se atribuya la conducta de la mujer a las fluctuaciones de sus hormonas en forma incomprensiva o irónica: "lloras por nada", "consulta con tu terapeuta a ver si se te pasa", son expresiones comunes. Sin embargo, el hombre no es inmune a la influencia hormonal, ya que desde antes de nacer y durante toda su vida estará marcado por la testosterona.

Por ejemplo, si te preguntas por qué un individuo que fue un empresario agresivo, ansioso, frío y poco tolerante con los demás se convirtió en un abuelo paciente y cariñoso, hallarás gran parte de la explicación en los niveles de esta hormona, que comienzan a disminuir alrededor de los 50 años.

Esta disminución, que va acompañada por un aumento en los niveles de estrógenos y de otra hormona, denominada oxitocina, hace que en la etapa de madurez el cerebro masculino comience a parecerse al femenino en el sentido de que se vuelve más proclive a la sensibilidad emocional y a la paciencia, por lo tanto, más empático.

En síntesis:

> ➤ **Si bien los factores socioculturales inciden significativamente debido a la neuroplasticidad, la mujer viene al mundo con una muy buena plataforma para crear y sostener relaciones armoniosas y, a su vez, para generar actitudes conciliadoras.**

Es de destacar que el hombre también está regido por su sistema hormonal: "la testosterona es la responsable de la mayoría de los efectos masculinizantes" (Francisco Rubia), y que gran parte de su conducta sexual puede explicarse estudiando la anatomía de su cerebro.

Asimismo, y debido a que tienen procesadores más amplios en la amígdala (que registra el miedo y desencadena las reacciones de defensa), los varones están mejor equipados que las mujeres para proteger su territorio y luchar cuerpo a cuerpo cuando lo consideran necesario.

A lo largo de esta obra, y a medida que analicemos las diferencias entre el cerebro masculino y el femenino, volveremos una y otra vez sobre el sistema endocrino dado que la biología es un factor relevante a la hora de explicar la conducta de hombres y mujeres en los diferentes roles que desempeñan.

Mujeres admirables: Amelia Earhart

La vida de Amelia Earthart, de la que resaltan su inteligencia y su enorme coraje, me provoca una especie de fascinación mezclada con admiración.

Cuando era niña, Amelia se involucraba en juegos que poco tenían que ver con las muñecas: trepaba a los árboles y manejaba muy bien el rifle. En su vida adulta consideraba que las responsabilidades del hombre debían ser compartidas equitativamente con las de la mujer, y que la promesa de fidelidad en el matrimonio era algo medieval.

En 1921 realizó sola su primer vuelo, abriéndose camino en un ámbito típicamente masculino. Al poco tiempo era reconocida como uno de los mejores pilotos de los Estados Unidos.

En 1932, cuando tenía solo 35 años, emprendió un vuelo en solitario cometiendo un pequeño error. En vez de llegar a París, como estaba programado, aterrizó en un campo abierto. Al bajar de su avión, un hombre se le acercó. "¿Dónde estoy?", preguntó ella, sonriente y feliz. "En la pastura de Gallegher (Irlanda del Norte)", respondió él. "¿Ha venido de muy lejos?". "Desde América", respondió ella.

En 1937 afrontó el mayor reto de su vida: volar alrededor del mundo siguiendo la línea del Ecuador junto a su copiloto, Fred Noonan. Cuando estaban casi a punto de

Estadounidense.

Fue la primera mujer en cruzar sola el Océano Atlántico piloteando un avión.

El 26 de junio de 1932 fue recibida con un desfile en Nueva York por esta proeza.

Desapareció en julio de 1937, a los 39 años, en un vuelo sobre el Océano Pacífico.

lograrlo (ya habían pasado por Nueva Guinea y solo les faltaban 7.000 millas) el avión desapareció en el Océano Pacífico y nunca fue encontrado.

El objetivo de Amelia era llegar a la isla de Howland con la ayuda de un buque guardacostas que le pasaría por radio las coordenadas, pero un problema de comunicaciones lo impidió y el avión voló sin lograr encontrar la isla.

Ochenta y un años después (marzo de 2018), un equipo de antropología forense de la Universidad de Tennessee determinó que los restos óseos hallados en una isla deshabitada del Pacífico (Nikumaroro), ubicada cerca de Hawai, pertenecen a la extraordinaria aviadora[17].

Otra versión narra que su avión realizó un aterrizaje de emergencia en el lugar, y que ambos pilotos lograron sobrevivir durante un tiempo.

---

17 https://www.infobae.com/america/eeuu/2018/03/08/los-huesos-descubiertos-en-una-remota-isla-del-pacifico-pertenecen-a-amelia-earhart/

CAPÍTULO 3

Ellas y ellos
Sensibilidad, neuroplasticidad y cultura

Miradas en el espejo. Lo masculino y lo femenino

Hablar del cerebro femenino lleva inevitablemente a hablar del masculino. Sin embargo, y aun cuando el término dicotomía (del griego *dichótomos*, "dividido en mitades" o "cortado en dos partes") pueda sugerir compartimentar, quiero subrayar desde el principio que los distintos tipos de inteligencia, las habilidades para relacionarse eficazmente con los demás y los logros en las actividades que ambos sexos desempeñan no tienen que ver con una cuestión de género.

Hombres y mujeres demuestran cotidianamente que la inteligencia no es masculina ni femenina, y que tanto ellos como ellas pertenecen a universos donde algunos son más capaces que otros para analizar las relaciones en los hechos, conducir procesos de negociación, pilotear aviones, tomar decisiones, definir cursos de acción, gobernar países o dirigir empresas.

Lo que las neurociencias modernas van corroborando, a través de sucesivas investigaciones, es que existen características cerebrales que predisponen a uno u otro género a realizar determinadas tareas con mayor facilidad y eficacia.

Día a día, las neurociencias confirman que los estándares más altos se alcanzan cuando se optimizan las habilidades para las cuales cada cerebro ha sido "diferencialmente" dotado, tanto por la naturaleza como por el moldeamiento resultado de una característica distintiva del cerebro con relación a cualquier otro órgano: la neuroplasticidad.

Neuroplasticidad, cultura y subcultura

**SENSIBILIDAD EMPÁTICA
¿UNA CUESTIÓN DE GÉNERO?**

La empatía emocional, esto es, la capacidad de experimentar una emoción similar a la que está transmitiendo un semejante, se puede observar con mucha claridad en las mujeres desde que son muy pequeñas: las niñas que aún no han cumplido un año captan los estados de angustia o tristeza de otras personas más que los varones, y ello se refleja en su conducta.

Normalmente se acercan y actúan cariñosamente con quienes perciben que están tristes o angustiados. Esta aptitud natural (el cerebro femenino es superior al masculino en la cantidad de neuronas espejo, por lo tanto, es más empático y más comunicativo) también puede explicar el efecto de contagio emocional que se observa entre mujeres y, paralelamente, la identificación y fidelidad de los miembros de los equipos de trabajo cuando desempeñan roles de liderazgo.

La neuroplasticidad es el fenómeno por el cual el cerebro se va modificando segundo a segundo como respuesta a los estímulos que recibe del medio ambiente, la cultura, el aprendizaje y la experiencia.

Si bien hombres y mujeres somos distintos físicamente por la información que contienen los genes, el pasado ancestral, es decir, los roles que nuestra especie ha desarrollado desde los principios de la evolución, ha ido configurando gran parte de las diferencias que hoy podemos observar anatómicamente.

Por ejemplo, en las actividades que dependen de un buen desarrollo de las habilidades visuoespaciales los hombres tienen una mejor performance.

Al analizar los puntajes que obtienen en pruebas que evalúan la ubicación y rotación de objetos en el espacio, se observa que son más altos que los que obtienen las mujeres en la mayor parte de los experimentos donde se evalúa esta habilidad.

Paralelamente, no hay investigación relacionada con el manejo del lenguaje y la empatía en la que la mujer no salga favorecida, de hecho, en una abrumadora cantidad de casos se observan ventajas notables en comparación con el hombre.

Cualquier libro de historia nos ayuda a entender el porqué de este fenómeno:

➤ Los roles de ambos sexos eran diferentes desde la época de las cavernas y no cambiaron durante varios siglos.

➤ Mientras los varones desarrollaban habilidades como exploradores y cazadores, las mujeres se ocupaban del cuidado de la casa y los niños.

El resultado es que ambos cerebros se han ido configurado en forma diferente y funcionan mejor para determinadas actividades.

Diferencias, acciones y reacciones

Posiblemente, los primeros en detectar las diferencias entre varones y mujeres más allá de su apariencia física sean los maestros, ya que las niñas aprenden a hablar y escribir antes que los varones y lo hacen con un vocabulario más rico y más fluido. Asimismo, los casos de dislexia, esto es, las dificultades en la lectura debido a que se confunde o se altera el orden de letras, sílabas o palabras, es más común entre los varones[1].

Lo novedoso es que estas diferencias pueden estudiarse mediante resonancia magnética y otros instrumentos que permiten visualizarlas en gráficos e imágenes. Por ejemplo, se ha observado que el hemisferio izquierdo (donde se alojan las áreas del lenguaje) madura antes en la mujer que en el hombre y, a su vez, que está más conectado con el derecho, lo cual la predispone para aprender y realizar determinadas tareas y/o actividades con mayor facilidad en comparación con aquel. Asimismo, y hablando siempre en promedio, existen diferencias en ciertos tipos de sensibilidad que hacen que el cerebro masculino se desempeñe mejor que el femenino en determinadas circunstancias y/o ámbitos, básicamente, cuando hay que tomar decisiones que se consideran "duras" desde la perspectiva del compromiso emocional.

Esto se debe, en parte, a que la forma de procesar las emociones también ha sido moldeada por la cultura y el estilo de vida; en otros términos, también ha tenido un desarrollo evolutivo.

Por ejemplo, a mediados de 2015 me llega una interesante in-

CEREBROS FEMENINOS CON CUALIDADES MASCULINAS

Algunas diferencias entre el cerebro masculino y el femenino son significativas, tanto por la morfología innata como por el moldeamiento debido a la neuroplasticidad; sin embargo, no tienen carácter universal.

Por ejemplo, a mediados de 2015 gran parte de la prensa internacional cuestionó la dureza de Angela Merkel al no hacer una excepción con una niña palestina que, llorando, le pidió no ser deportada para poder terminar sus estudios en Alemania.

"Queda la impresión de que Merkel puede ser la mujer más poderosa de Europa y una maestra en el arte de la supervivencia política, pero la empatía no es uno de sus fuertes" (Luis Doncel, diario *El País*, España, 16/07/2915).

Como se puede observar, si bien la neurociencia ha demostrado en innumerables experimentos la alta sensibilidad empática de la mujer, existen excepciones; de hecho, hay cerebros femeninos que tienen cualidades masculinas. Este es uno de los casos.

---

1   Liaño H.: *Hombres y mujeres, Cerebro y educación*. Editorial Almuzara, España.

> *Con muy pocas excepciones, las mujeres experimentan mayor empatía hacia los sentimientos de otras personas que los hombres.*
>
> *En lo relacionado con las habilidades cognitivas necesarias para comprender situaciones, evaluarlas y tomar decisiones, las diferencias de género tienden a ser inexistentes o pequeñas.*

vestigación en la que participaron tres países (Canadá, Alemania y los Estados Unidos) según la cual *los hombres son menos reacios que las mujeres a provocar un daño aun cuando ello sea necesario para conseguir un beneficio mayor*[2]. Esta afirmación (lo escrito en bastardilla es literal) me resultó extraña en una primera aproximación, y es muy probable que a ti te pase lo mismo y te preguntes, como lo hice yo, ¿por qué razón habría que provocar un daño?

Sin embargo, es necesario profundizar el tema debido a que la vida misma nos exige habilidad para tomar decisiones difíciles, y las respuestas sobre cómo percibimos la información y actuamos en consecuencia pueden hallarse fácilmente al analizar nuestro pasado ancestral, que ha dejado innumerables marcas en el cerebro.

Por ejemplo, en la citada investigación, en la que participaron nada menos que 6.100 personas, las diferencias de género se hallaron en el momento de decidir las acciones, pero no en la evaluación de los resultados finales.

Luego de responder un conjunto de preguntas sobre temas que normalmente generan aversión a la hora de decidir, entre ellos, tortura y asesinatos, se observó que los hombres eran más propensos que las mujeres a tomar una decisión drástica contra una persona si ello beneficiaba a un conjunto. Sin embargo, *ex post*, es decir, a la hora de pensar racionalmente sobre dicha decisión, existía coincidencia entre ambos géneros.

Esto se entiende mejor si se piensa en función de circunstancias reales. Por ejemplo, en un momento relajado luego de un almuerzo de trabajo, les pregunté a algunos de los integrantes de mi equipo si matarían a un sujeto joven que, con certeza, se convertiría en un temible dictador en caso de llegar al poder.

Los varones dijeron que sí con muy pocas dudas; las chicas propusieron otro tipo de prevenciones, como buscar algún tipo de cautiverio y aislación que no implicara la muerte.

Luego, cuando le puse nombre al dictador: Idi Amin Dada[3] y comenzamos a rememorar su biografía entre todos, las cosas cambiaron.

---

2   Rebecca Friesdorf *et al.*: "Gender Differences in Responses to Moral Dilemmas: A Process Dissociation Analysis". *Personality and Social Psychology Bulletin* (2015). DOI: 10.1177/0146167215575731.

3   Presidente de Uganda desde 1971 a 1979. Su gobierno se caracterizó por asesinatos, torturas, represión política y persecución étnica.

Uno de los participantes dijo que al poco tiempo de acceder a la presidencia de Uganda, este individuo creó un aparato para ejecutar a muchísimos ciudadanos no afines al régimen y quedarse con sus propiedades.

En otro momento comenté (creo que este fue el instante del "clic" femenino) que, según algunos biógrafos, el sujeto había llegado a un nivel de locura tal que tenía en un refrigerador las cabezas de los ministros que había asesinado para amedrentar a otros.

A los 12 minutos de charla (lo cronometré para calcular cuánto tardaban las chicas en cambiar de idea) las mujeres dijeron: "sí, tienen razón, hay que matarlo antes de que llegue al poder".

Este ejemplo sencillo que, por otra parte, coincide con los resultados de la investigación que estamos abordando, pone en evidencia que el hecho de que las mujeres sean más sensibles que los hombres ante determinadas situaciones no significa que sean menos racionales a la hora de evaluarlas.

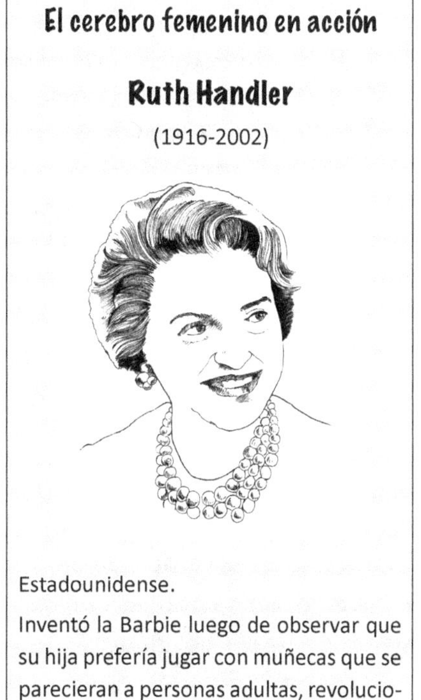

El cerebro femenino en acción

Ruth Handler

(1916-2002)

Estadounidense.

Inventó la Barbie luego de observar que su hija prefería jugar con muñecas que se parecieran a personas adultas, revolucionando la industria de los juguetes en los Estados Unidos.

El mejor ejemplo que puedo proporcionarte tiene que ver con la neuropolítica: no hay primer ministro ni presidente que no tenga que elegir alternativas que, al beneficiar a una parte de la población, afecten los intereses de otra.

En las empresas ocurre lo mismo: quienes ocupan cargos de conducción quieren sumar y multiplicar, pero la inestabilidad de los mercados suele obligarlos a restar o a suprimir, poniendo en jaque a su cerebro emocional más de una vez.

Si bien existen excepciones importantes, por ejemplo, Margaret Thatcher no dudó en ordenar el hundimiento del barco General Belgrano durante la guerra por las Malvinas[4], y la canciller alemana Angela Merkel es conocida internacionalmente por su frialdad, lo cierto es que, en promedio, la mujer manifiesta una sensibilidad mayor a la del hombre, pero solo ante determinados hechos y acontecimientos.

---

4   El ARA *General Belgrano* fue hundido por el submarino nuclear británico *HMS Conqueror* el 2 de mayo de 1982, causando la muerte de 323 personas.

> ▶▶ Lo que hace que un cerebro sea masculino o femenino comienza antes del nacimiento y es una concentración hormonal diferente: testosterona en el varón, estrógenos y progesterona en la mujer.
>
> Luego, y debido a la neuroplasticidad, los estímulos socioculturales completan las diferencias.
>
> Ello explica por qué las zonas relacionadas con la agresión son mayores en el cerebro masculino, mientras que las habilidades relacionadas con el lenguaje y la empatía, esto es, con la capacidad de ponerse en el lugar del otro y sintonizar con sus emociones, están más desarrolladas en el femenino.

Esa es la razón por la cual esta característica no la ubica en un lugar de desventaja en términos de género.

Si bien las personas utilitaristas tienden a ser menos empáticas, y la empatía es un requisito primordial para determinados tipos de actividades, en innumerables oportunidades el cerebro femenino ha exhibido superioridad con respecto al masculino para hallar soluciones inteligentes ante problemas que han puesto en jaque nada menos que la sensibilidad.

"Ellas" y "ellos". El cerebro etiquetado

Tal como vimos en el Capítulo 2, los componentes genéticos determinan de qué sexo va a ser el cerebro que viene a este mundo, y las hormonas sexuales tendrán una influencia decisiva en los procesos cerebrales que darán como resultado gran parte del comportamiento de los varones y las niñas.

Sin embargo, el origen de la mayoría de las diferencias entre ambos sexos se resume en dos palabras: **neuroplasticidad y cultura**.

Por ejemplo, en el mundo occidental las niñas se familiarizan con los colores pastel, especialmente con el rosa, desde que abren los ojos.

Muñecas, mariposas, moños, cajitas musicales, animalitos, flores de papel y peluches en abundancia adornan sus cuartos.

> La influencia sociocultural está inscripta en la anatomía cerebral desde los orígenes de la evolución humana, cuando el hombre salía a cazar para alimentar a su familia, y la mujer se ocupaba de atender y cuidar a los niños.
>
> Debido al fenómeno de neuroplasticidad y a los cambios en la relación con la naturaleza y los semejantes, el cerebro masculino se fue configurando de manera diferente del femenino.

En cambio, y aun cuando los varones son esperados con el mismo amor, su cuarto es completamente diferente. Por otra parte, y si bien la neurociencia moderna promueve los juegos de ingenio para desarrollar las habilidades cognitivas en ambos sexos (encastre, construcción, rompecabezas, etc.) ellos entran en contacto con el conflicto desde muy pequeños.

Desde un principio evitar que tíos y tías, amigos y amigas, vengan de visita con cajas de soldaditos de juguete, disfraces de cowboys, tanques y juegos para batallas de todo tipo, es una misión imposible para muchos padres.

En caso que logren imponerse, o desechen todos los juguetes que lleven implícito un contenido de agresión y violencia, tarde o temprano entrarán en contacto con ellos.

> *Si se educa a un niño "para que sea un hombre hecho y derecho", cuando alcance la edad adulta su arquitectura y sus circuitos cerebrales, ya dispuestos, estarán aún más moldeados para la masculinidad.*
>
> *Los hombres crecen con la presión de inhibir el miedo y el dolor, de ocultar sus emociones más tiernas, de afrontar los desafíos con firmeza y seguridad. Las nuevas investigaciones indican que los circuitos cerebrales masculinos cambiarán arquitectónicamente para reflejar esta inhibición emocional.*
>
> Louann Brizendine

De hecho, apenas comiencen a socializar habrá amiguitos que los tengan.

Estos *estímulos culturales tempranos*, que se refuerzan en cuanto aprenden a usar un ordenador, una tableta o un móvil para acceder a los videojuegos, entre los que abundan las persecuciones y los tiros, van determinando la morfología de su cerebro:

> *Cada vez que un niño organiza una batalla con sus soldaditos y sus tanques, se van creando las redes neuronales donde se aloja la información relacionada con el tema. Y lo mismo les sucederá a las niñas toda vez que jueguen "a la casita" y les hablen a sus muñecas.*

Esto último explica (en parte) por qué las habilidades relacionadas con la empatía, esto es, con la capacidad de ponerse en el lugar del otro y sintonizar con sus emociones, están más desarrolladas en el cerebro femenino y, del mismo modo, por qué las zonas de la agresión son mayores en el masculino.

El moldeamiento social de la emocionalidad según el género

En 1949, esto es, mucho antes de que el fenómeno de la neuroplasticidad se observara con tanta claridad como lo permiten hoy las neuroimágenes y, por supuesto, en un contexto que no pertenecía al ámbito de las neurociencias, la escritora francesa Simone de Beauvoir dijo: "No naces mujer, te hacen mujer".

> ►► Algunas de las diferencias observables entre la emocionalidad masculina y la femenina se deben, en gran parte, al funcionamiento del sistema de neuronas espejo y a la unión témporo-parietal.
>
> El primero está relacionado con la empatía afectiva, que está más desarrollada en la mujer, y el segundo, con la empatía cognitiva, que está más desarrollada en el hombre.
>
> Ambos géneros utilizan los dos sistemas, pero en forma diferente. Esto explica por qué, ante un mismo hecho, las reacciones del hombre suelen ser muy distintas a las de la mujer.

Lógicamente, y por simple deducción, se puede aplicar el mismo criterio para los varones: "No naces varón, te hacen varón", y esto es cierto pero solo en la parte que corresponde al moldeamiento cerebral resultado de la neuroplasticidad.

Recordemos que el sexo biológico está determinado por la combinación de dos tipos de cromosomas: XX (mujer) y XY (varón).

Por lo tanto, si bien el cromosoma Y es determinante para que el desarrollo del embrión siga el rumbo de la masculinidad, el "modelo masculino" es definido por la sociedad, y lo mismo ocurre con el femenino.

Para comprender mejor este tema, resulta muy interesante recurrir a un trabajo de Williams y Bennet[5], quienes, al relevar los estereotipos sociales predominantes, escribieron lo siguiente:

El hombre, por su mera condición de hombre, es agresivo, ambicioso, asertivo, austero, autocrático, aventurero, con coraje, cruel, desordenado, digno de confianza, dominante, emprendedor, estable, excitable, fuerte, hábil, independiente, lógico, masculino, no emotivo, racional, realista, resistente, robusto, seguro, severo.

Otras investigaciones que revelan claramente cómo la sociedad va moldeando el cerebro de los hombres para que su procesamiento emocional sea diferente son las de Rosenkrantz y su equipo[6]. Al indagar, mediante un cuestionario de más de 100 ítems, lo que definieron como "creencias consensuadas sobre las diferentes características de hombres y mujeres en nuestra sociedad", se halló que lo masculino estaba relacionado con características como las siguientes: "agresivo, independiente, hábil en los negocios".

---

5   Williams, J.E.; Bennett, S.M.: "The definition of sex stereotypes via the Adjective Check List". *Sex Roles*, 1, pp. 327-337, 1975.

6   Rosenkrantz, P. *et al.*: "Sex-role stereotypes and self-concept s in college students". *Journal of Consulting and Clinical Psychology,* 32, pp. 287-95, 1968.

Si te pones a analizarlo, es muy probable que los estereotipos de la sociedad en que vives coincidan con estas tipificaciones y las de Williams y Bennet, aun cuando encuentres diferencias en la cosmovisión, por ejemplo, según la clase social, el género, la edad y el nivel de educación de quien responde.

En lo personal, y como parte de las prácticas en nuestros programas de desarrollo cerebral, suelo utilizar el tema en los ejercicios de fluidez semántica[7]. Al pedir a las participantes que enuncien o escriban libremente diez palabras relacionadas con "hombre" siempre aparecen términos como fuerte, agresivo, rudo, ejército, armas, camiones.

En Occidente, la sociedad va moldeando a los varones para que dejen fluir libremente algunas emociones, como la agresión y la ira, y oculten otras, como el miedo. Ello tiene su correlato en los neurocircuitos que utilizarán para procesarlas, en el modo de expresarlas y en la anatomía de su cerebro. Por ejemplo, el área que se ocupa (entre otras funciones) de la inhibición de la ira (dentro del área septal), es más pequeña en el cerebro masculino (una de las funciones de los núcleos septales es regular los niveles emocionales y de alerta).

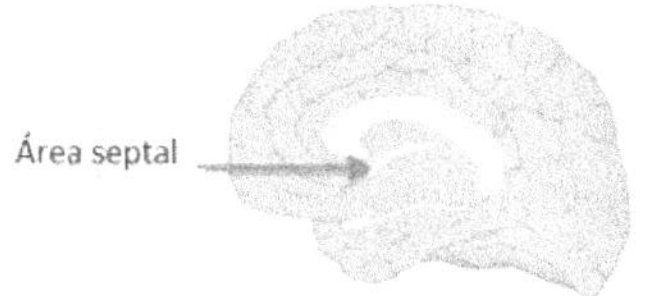

En lo relacionado con lo orgánico, las hormonas sexuales tienen influencia en la vida emocional de ambos sexos: el cerebro del hombre tiene un mayor flujo de testosterona (que aporta agresividad) y vasopresina (que exalta las características típicamente masculinas).

En edades avanzadas este flujo disminuye y, consecuentemente, cambia la emotividad: normalmente (a partir de los 60 años, en promedio) se reducen los estados de ira y agresividad y, en algunos casos, el comportamiento pasa a ser más cariñoso y afectivo.

Recientemente, y durante el desarrollo del módulo sobre géneros en uno de mis seminarios, les pedí a todos los participantes que hicieran un mapa conceptual sobre la emocionalidad masculina en tres minutos.

Dado que aquel grupo estaba integrado por personas muy inteligentes y (como suele decir mi hijo Pablo) "muy interesantes", se creó un clima fantástico durante aquel encuentro, tanto que aproveché la oportunidad para analizar el tema desde ambas perspectivas, es decir: cómo ven "ellas" la emocionalidad masculina y, paralelamente, cómo se ven "ellos" a sí mismos en este sentido.

En ambos casos surgían temas que implícitamente involucraban a sus parejas. En cierto modo, los mapas hablaban de ellos y sus circunstancias, ya que ninguno logró trabajar en estos contenidos en forma neutral.

---

7   La memoria semántica es la que nos permite almacenar y evocar conceptos y significados, contiene los conocimientos generales que hemos ido adquiriendo durante la vida.

El cerebro femenino en acción

Margaret Bourke-White

(1904-1971)

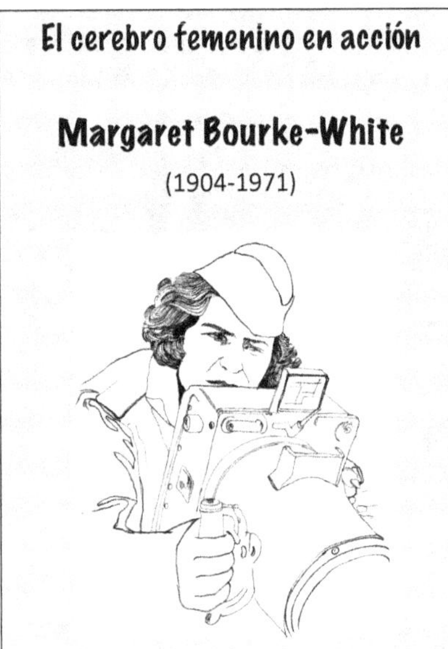

Fotógrafa estadounidense.

Primera mujer en trabajar como corresponsal de guerra.

Su obra es un registro histórico de gran parte del siglo XX.

Fue reportera de guerra en Italia y Alemania, registró los horrores de Buchenwald (el enorme campo de concentración alemán) y del Apartheid, en África. Fue la primera extranjera en fotografiar Rusia después de la revolución, en 1930 (el retrato de Stalin que recorrió el mundo es de su autoría).

Su trabajo comenzó a conocerse mundialmente cuando tomó la famosa fotografía de Gandhi leyendo al lado de una rueca.

Por ejemplo, uno de los participantes escribió en letras destacadas la palabra "sincero" y la relacionó con las siguientes expresiones: "no miento", "trato de decir lo que pienso", "no siempre puedo", "ella no me entiende". No es el único caso del que se desprende que, desde la perspectiva masculina, la mujer es compleja, y esto no es responsabilidad de ellas.

Al margen de las diferencias en el procesamiento y memorización de los hechos con contenido emocional, *el cerebro femenino tiene inscripto en sus redes neuronales un conjunto de arquetipos definidos por el medio social*: las niñas son más tiernas, sensibles y solidarias que los varones (en el sentido de que son más proclives a ayudar a los demás) y necesitan protección y seguridad.

Los varones no son menos sensibles ni menos solidarios. Lo que cambia es el modo de relacionarse y expresar las emociones.

Por ejemplo, en lo que tiene que ver con la amistad, desde pequeños exhiben valores como la camaradería y la fidelidad con sus grupos de amigos, con quienes cultivan el espíritu de aventura e independencia.

En cuanto a la solidaridad, son incondicionales con sus amigos, pero menos sensibles que las niñas a lo que ocurre fuera de su círculo.

El estilo de vida de los más pequeños, que se va inscribiendo en su cerebro a medida que transitan las diferentes etapas de su vida, tiene mucho que ver con las tipificaciones sociales que, a su vez, tienen su correlato en cierta esquematización de la realidad en función de modelos predominantes.

Afortunadamente, muchas niñas comienzan a pelear por su autonomía desde pequeñas, y eso se observa con muchísima claridad en todas las biografías de mujeres admirables que hallarás al finalizar cada capítulo de esta obra.

Sin embargo, en la mayoría de los países la población infantil (hasta que se inicia la pubertad) no tiene elementos para tomar conciencia o rebelarse; por ello, los prejuicios y los esquemas tipificadores de sus mayores se van inscribiendo en su cerebro desde que vienen a este mundo.

Ello explica por qué los experimentos en neurociencias dan cuenta de que la comprensión de las necesidades y los sentimientos de otra persona como si fueran propios es mucho más común en las niñas que en los niños y que, en la edad adulta, los casos de depresión y enfermedades cardíacas se den más en las mujeres que en los hombres.

Asimismo, y a nivel anatómico, se han observado diferencias en el procesamiento **amigdalino** que determinan distintas reacciones ante sucesos similares.

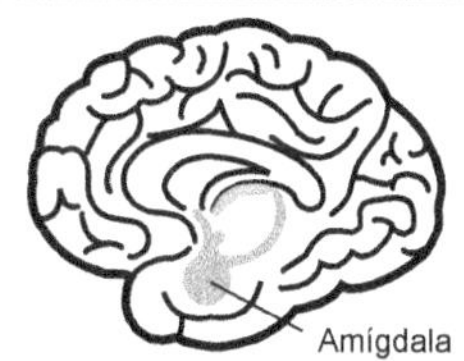

El complejo amigdalino se ocupa de procesar las emociones y asociarlas a los procesos relacionados con la cognición y la motivación.

En los varones, se ha observado una mayor participación del complejo amigdalino derecho, especializado en la codificación de la información emocional visual, mientras que en la mujer predomina el izquierdo, especializado en la codificación de información emocional verbal.

En síntesis:

➢ El cerebro de los hombres difiere del de las mujeres en el modo de procesar las emociones, y en ello intervienen más los factores adquiridos que los innatos.

➢ Si bien la influencia hormonal es decisiva en todo lo que se define como "masculino y femenino", los estímulos que se reciben del medio ambiente pueden modificar los componentes biológicos, reforzando unos e inhibiendo otros.

➢ La tendencia general es a que los seres humanos se identifiquen con esquemas que la sociedad atribuye a su sexo, esto es, con lo típicamente femenino y lo típicamente masculino, y que ello se refleje en sus circuitos cerebrales y en el modo de procesar la información emocional.

➢ Una de las consecuencias es que la virilidad se subordine a la emocionalidad (normalmente en apariencia), colocando al hombre en un lugar de desventaja con respecto a la mujer, que en general lo acusa de ser poco emotivo.

➢ Debido a la plasticidad cerebral, el moldeamiento social tiene la capacidad de modificar la morfología básica del cerebro, fortaleciendo algunos neurocircuitos emocionales e inhibiendo otros.

Por último, he incorporado un mapa conceptual elaborado por una de mis alumnas, dado que lo considero por demás ilustrativo de los temas que estamos abordando.

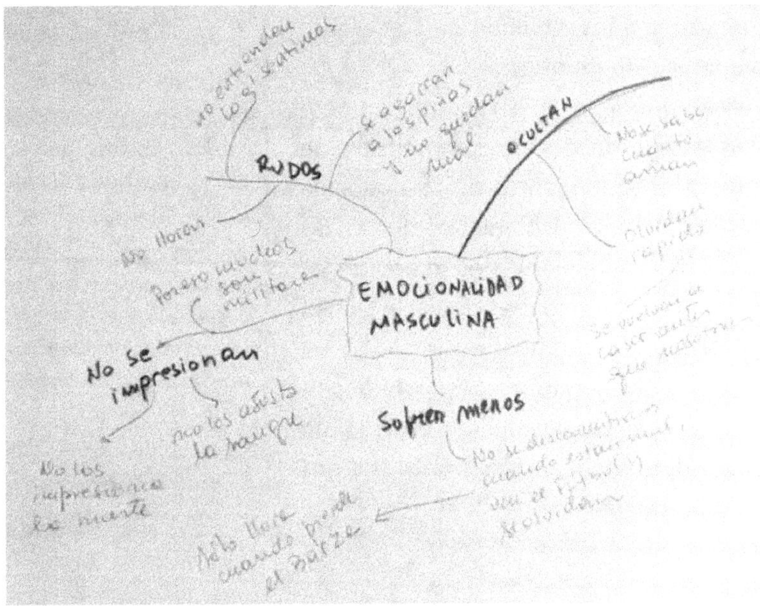

Mapa conceptual sobre la sensibilidad masculina elaborado
por una participante durante uno de los seminarios del autor.

Como se puede observar, y al margen de que aparezca dos veces el tema del fútbol que, evidentemente, a ella le molestaba bastante de su pareja, hay coincidencia con los hallazgos de la mayoría de las investigaciones en cuanto a que los hombres experimentan más libremente algunas emociones, caso de la ira; que existe cierto encriptamiento masculino a la hora de expresar el amor y la ternura, y que los hombres se impresionan menos que las mujeres.

En el mundo del trabajo, estas características son muy valoradas cuando se necesitan perfiles específicos para un puesto. Por ejemplo, durante una búsqueda de ingenieros agrónomos que deberían residir en Nigeria (realizada por una consultora con la que tenemos una estrecha relación) se solicitaron perfiles masculinos debido a la alta sensibilidad femenina ante la inseguridad y los acontecimientos violentos (dos ingenieras habían retornado poco tiempo después de asumir sus cargos).

De lo expuesto hasta aquí se desprende con claridad lo siguiente:

**El procesamiento emocional de la mujer no es superior ni inferior
al del hombre, simplemente es distinto.**

Y si bien existe una carga genética que se va transmitiendo a través de sucesivas generaciones como resultado de la evolución, y el rol de las hormonas en los estados emocionales es indiscutible, día a día la neurociencia confirma que el factor más influyente en el modo de experimentar, expresar, comunicar y memorizar lo que se siente es el medio ambiente en el que cada ser humano crece y se desarrolla.

En cuanto a la expresión de las emociones resulta muy interesante revisar las investigaciones de las neurociencias sobre las **expresiones** y **microexpresiones faciales**, que son mayoritariamente metaconscientes.

Por ejemplo, en varios experimentos (algunos realizados con electroencefalogramas y otros con fMRI) se ha observado que los hombres responden con alta emotividad a determinados estímulos, en algunos casos con mayor profundidad que las mujeres, pero no lo expresan gestualmente.

El origen de esta especie de desactivación involuntaria entre el cerebro y los músculos faciales no es otro que el entrenamiento recibido en el arte de no demostrar algunos sentimientos.

Como vemos, casi todos los varones cargamos con esa especie de legado que nos obliga a no llorar para no parecer "niñas" o, en términos populares, "gallinas", mientras que la expresión de emociones que nos muestran como competitivos, valientes y emprendedores son aceptadas en la mayoría de las sociedades. Erróneamente, la debilidad y las lágrimas se consideran características femeninas.

Mujeres admirables: Phan Thị Kim Phúc

Esta maravillosa mujer se hizo conocida internacionalmente cuando, teniendo solo 9 años, su cuerpo sufrió gravísimas quemaduras provocadas por napalm, una sustancia química altamente inflamable lanzada en una bomba estadounidense durante la tristemente célebre guerra de Vietnam.

Su fotografía conmovió al mundo entero debido a que su autor, Nick Ut (quien se convirtió en su amigo de por vida) ganó el Premio Pulitzer.

Phan Thị Kim Phúc estuvo más de un año en un hospital para recuperarse, y fue intervenida quirúrgicamente 17 veces para recomponer su piel.

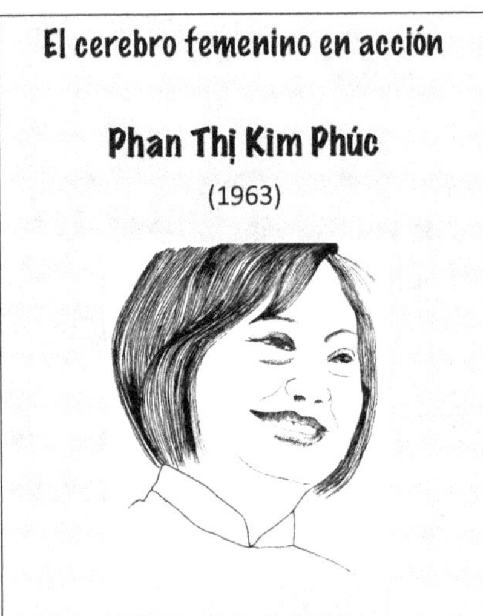

El cerebro femenino en acción

Phan Thị Kim Phúc

(1963)

Embajadora de Buena Voluntad para la Paz de la Unesco.

Creadora y directora de la Fundación Kim Phúc, que ayuda a los niños víctimas de la guerra.

Nacida el 2 de abril de 1963 en Vietnam, sufrió graves quemaduras con napalm durante un bombardeo estadounidense en su país.

Cuando solo tenía 9 años, su fotografía (en la que se la ve corriendo luego de quitarse la ropa en llamas) recorrió el mundo entero.

En su país, las cosas no fueron fáciles para ella. Cuando ingresó en la carrera de medicina en Saigón, el gobierno comunista no le permitió continuar porque la consideraba "un símbolo nacional de la guerra" y la utilizó como propaganda, obligándola a participar en encuentros con periodistas y funcionarios extranjeros, lo cual la obligó a recordar su horrorosa experiencia una y otra vez.

En 1986, cuando obtuvo una beca para estudiar en la Universidad de La Habana, Cuba, su vida comenzó a cambiar radicalmente, impulsada tanto por su fortaleza como por los vericuetos increíbles del destino. Mientras estudiaba inglés y español en este país, donde también fue sometida a varios trasplantes de piel, conoció a quien sería su esposo y padre de sus cuatro hijos.

En plena luna de miel, cuando regresaban de Moscú, el avión hizo escala en Canadá. Ambos decidieron quedarse y solicitar un asilo político que afortunadamente les fue concedido.

En el momento en que se escribe esta obra Phan Thị Kim Phúc, un ejemplo extraordinario de resisiliencia e inteligencia femenina, vive en los Estados Unidos y dirige su propia fundación destinada a ayudar a los niños que han sido víctimas de las guerras.

CAPÍTULO 4

Ellas y ellos
Lo parecido y lo diferente debajo del cráneo

Parecidos y diferentes

Si has leído los capítulos anteriores, tienes en claro que los humanos venimos a este mundo con un cerebro sexualizado, cuyos componentes serán moldeados principalmente por la cultura, los intereses, las experiencias de vida y el medio ambiente.

Si bien cada individuo, sea hombre o mujer, tendrá un conjunto de particularidades que se harán visibles en el corto plazo, lo que tenemos debajo del cráneo está programado por la naturaleza para cumplir idénticas funciones.

Asimismo, y si bien el comportamiento biológico es distinto por la sencilla razón de que el sexo es distinto:

El cerebro femenino realiza los mismos procesos que el masculino a la hora de configurar las redes que irán constituyendo su arquitectura.

Las diferencias se acentuarán después en función de los *inputs* de dicho entramado. Recordemos que, debido al fenómeno de la neuroplasticidad, el cableado neuronal es reformulado segundo a segundo por el aprendizaje y la experiencia de vida. Por lo tanto, y como bien dice Hugo Liaño[1], "casi nunca todo es biológico o todo es cultural y social".

Uno de los mejores ejemplos tiene que ver con el comportamiento sexual. Si bien las zonas que lo regulan son distintas en ambos géneros, lo cual otorga a la mujer mayor resistencia durante los períodos de abstinencia, por ejemplo, en el tiempo transcurrido entre una pareja y otra, al hombre puede sucederle lo contrario.

> *El dimorfismo sexual cerebral alude a las diferencias que se observan en el cerebro de hombres y mujeres tomando en cuenta aspectos morfológicos y funcionales.*
>
> *Por ejemplo, todos los seres humanos nacemos con un hipotálamo, pero uno de sus núcleos alcanza un mayor tamaño en el cerebro masculino, generando diferencias que influyen en el comportamiento sexual (más libre y más frecuente en el varón).*

También es cierto que en algunas sociedades los prejuicios encorsetan el deseo sexual, de hecho, y aunque ya estemos en el siglo XXI, muchas mujeres occidentales no conciben el sexo fuera del marco del amor y la pareja estable.

Las funciones del cerebro

Para comprender en qué consiste exactamente el dimorfismo sexual en el cerebro humano, es imprescindible tener un conjunto de conocimientos básicos sobre este órgano proporcionados por las ciencias que lo estudian.

Para el tema que nos ocupa en esta obra, es muy importante tener en cuenta lo siguiente:

> ►► Si bien en la vida adulta hombres y mujeres revelan diferencias en cuanto al tipo de sensibilidad, el grado de agresividad, el funcionamiento de algunos sistemas de memoria, el procesamiento de la información, la toma de decisiones y las preferencias sensoriales, entre muchas otras, en el momento de nacer sus cerebros están programados biológicamente para desempeñar las mismas funciones.

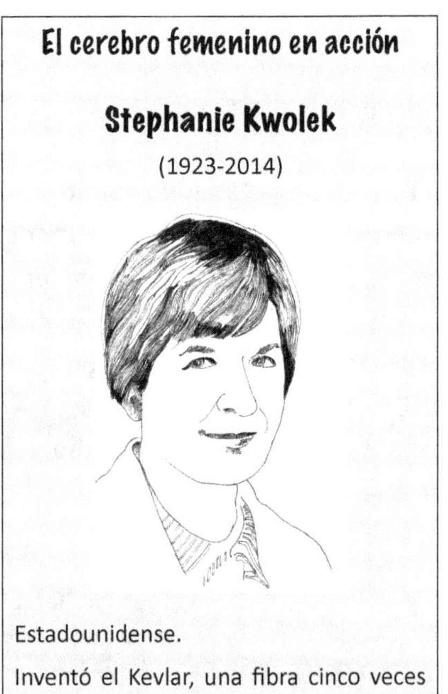

Estadounidense.

Inventó el Kevlar, una fibra cinco veces más resistente que el acero, que se utiliza en varias industrias.

---

1 Profesor de Neurología de la Universidad Autónoma de Madrid, obtuvo el Premio Nacional de Neurología en 1969. Autor de *El conflicto de los sexos* y papers científicos sobre las diferencias cerebrales de género.

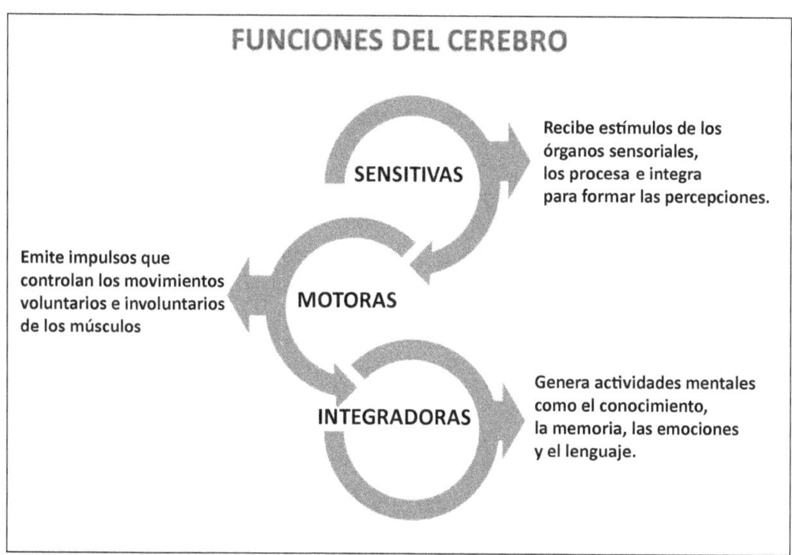

La interacción de estas funciones genera un proceso dinámico de subsistemas interconectados entre sí que hacen millones de cosas simultáneamente y sin que tú te enteres. Por eso es muy importante que tengas un registro de lo siguiente:

Aunque se han delimitado áreas diferenciadas, como las especializadas en recibir y procesar información sensorial y motriz, el sistema nervioso de hombres y mujeres funciona mediante una red de interrelaciones que forman una unidad; por lo tanto, aunque la base biológica que sustenta la mente tenga localizaciones específicas, como ocurre con el habla y el olfato, el cerebro se comporta como un todo unificado.

En la configuración de estas interrelaciones y, consecuentemente, de la morfología, existen diferencias entre el cerebro masculino y el femenino que iremos viendo a lo largo de esta obra, por ejemplo:

- Los **hemisferios cerebrales** están conectados entre sí por una estructura por la que pasan aproximadamente cuatro mil millones de impulsos por segundo y se denomina **cuerpo calloso**. Cuanto más grueso es el cuerpo calloso, mayor es la conexión.
  Esta particularidad se da en el cerebro femenino: un istmo de esta estructura que conecta las áreas verbales y no verbales de los dos hemisferios es más grueso, generando diferencias funcionales.

Por ello, y en opinión de la mayoría de los especialistas en el tema:

> ➤ **Las mujeres tienen un cerebro más interconectado, lo que les otorga superioridad en habilidades relacionadas con *el manejo del lenguaje* y *la conversación.***

- El mapa de conexiones entre las neuronas del cerebro, que se denomina **conectoma**, revela diferencias según el sexo. Mientras que en el hombre predominan las conexiones dentro de un mismo hemisferio, en la mujer se observó un mayor número de conexiones interhemisféricas.

  > ➤ Esta particularidad morfológica se refleja en la **gran habilidad femenina para el multitasking**[2] y revela por qué muchas mujeres tienen una **gran capacidad analítica** (dominio del hemisferio izquierdo) y al mismo tiempo una **gran inteligencia intuitiva** (dominio del hemisferio derecho).

- En el cerebro femenino, la zona de la corteza parietal implicada en la **percepción del espacio** es menor que en el masculino.

  Esta característica, sumada al hecho de que los varones tienen mayor cantidad de conexiones en un mismo hemisferio, contribuye a explicar la habilidad masculina para comprender con mayor facilidad la geometría del espacio e interpretar rápidamente los mapas.

  Por ejemplo, y hablando siempre en promedio, imaginemos el caso de una pareja que deba atravesar la ciudad para ir de un lugar a otro y no tenga GPS o una aplicación similar: el varón focalizará la atención en los nombres de las calles, la numeración y el sentido del tránsito.

  La mujer se orientará, además, por lo que vio en el mapa cuando lo abrió en su PC o por lo que recuerda de experiencias similares, por ejemplo, que en tal esquina está el Museo de Bellas Artes, que en tal intersección hay un outlet inmenso de ropa deportiva, que en tal rotonda hay un monumento al Cid Campeador, etcétera.

  Si esta diferencia se capitaliza como una complementariedad, el resultado es fantástico. Al usar las habilidades cerebrales de ambos, lo más probable es que elijan

> *Hay dos modos de percepción y procesamiento de la información que ingresa al cerebro: un modo femenino y un modo masculino.*
>
> *Estas diferencias hacen que la mujer prefiera los mapas turísticos, dadas sus notables habilidades para memorizar lugares asociados a conceptos.*

---

2   Habilidad para realizar varias tareas al mismo tiempo sin perder concentración.

el mejor camino, lleguen más rápido y sin equivocaciones.

- La **activación o desactivación de áreas cerebrales** ante un mismo estímulo es diferente, por ello:

  ➢ **Hombres y mujeres no utilizan las mismas zonas cerebrales para resolver problemas, aun cuando lleguen a idénticos resultados**[3].

  Por ejemplo, los varones activan el giro frontal inferior izquierdo cuando realizan tareas de fluidez verbal. Las mujeres activan la misma estructura, pero en los dos hemisferios.

- La **actividad hormonal**, que impregna el cerebro desde mucho antes de nacer, **influye durante toda la vida**. Por ejemplo, un menor nivel de testosterona en el cerebro femenino hace que las células cerebrales desarrollen más conexiones en los centros de comunicación y en las áreas que procesan emociones[4].

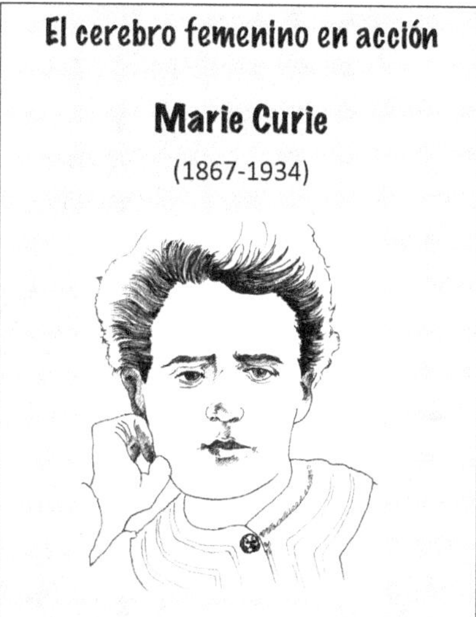

Científica polaca nacionalizada francesa.

Doctora en Física, pionera en el estudio de la radiactividad, ganó dos veces el Premio Nobel: en Física (1903) junto a su marido, y en Química (1910), por el descubrimiento del polonio y el radio.

Fue la primera mujer que trabajó como profesora en la Universidad de París.

Esto explica la predisposición de la mujer para armonizar en los diferentes ámbitos en los que actúa y está relacionado, a su vez, con las habilidades para el liderazgo que muchas de ellas exhiben.

- El **modo de pensar y sentir** es diferente según el sexo debido a que hombres y mujeres no perciben la realidad de la misma manera. El cine, la literatura y las series de televisión abordan este tema en forma muy atractiva.

  Por ejemplo, en la hermosa película *Los amantes del círculo polar*[5], su direc-

---

3 López Moratalla, N.: *Cerebro de mujer y cerebro de varón*, Universidad de Navarra, Ediciones Rialp, Madrid, 2009.

4 Véase Capítulo 2.

5 Estrenada en 1998, protagonizada por Najwa Nimri y Fele Martínez, esta película ganó dos premios Goya en 1999 y obtuvo un importante reconocimiento de la crítica internacional.

tor, el español Julio Medem, articula un montaje en paralelo en el que los mismos hechos son narrados por Otto y por Ana (según el punto de vista de cada uno).

Los seguidores de las series tienen en *The Affair* una historia que, episodio tras episodio, se cuenta desde la perspectiva masculina y femenina según la visión de sus protagonistas (incluso con sesgos de memoria)[6].

En amba se pueden observar diferencias en el procesamiento emocional que, según las últimas investigaciones en neurociencias, determinan la forma en que cada género interpreta, piensa y siente una misma experiencia. Por ejemplo:

> ➤ Los estudios con neuroimágenes revelan que las mujeres tienen una mayor conexión entre la corteza órbito-frontal y la amígdala (que controla las respuestas emocionales). Esto significa, a diferencia de lo que mucha gente suele creer, que controlan mejor algunas reacciones emocionales.

No nos referimos aquí a la sensibilidad femenina que suele desencadenar el llanto (como una discusión de pareja, la escena de una película o un hecho social muy conmovedor), sino a las reacciones viscerales provocadas por la ira o la furia que, en el caso de los varones, suelen terminar en peleas corporales (esto prácticamente no sucede entre mujeres).

- La **percepción de los componentes emotivos** es más intensa en el cerebro femenino, por ello las mujeres son más susceptibles que los hombres ante los conflictos interpersonales y tienen grandes dificultades para dejar de pensar en ellos.

  También son muy sensibles al tono de voz y al vocabulario: un insulto puede desencadenar una activación significativa del núcleo caudado bilateral y de una zona de su putamen izquierdo, provocando una sensación de angustia que conduce a pensamientos negativos que pueden ser muy dañinos. En la mayoría de los hombres no se ha observado este tipo de sensibilidad.

- A lo largo de la evolución, y debido a la denominada memoria genética, la mujer obtuvo un mejor desarrollo de las **zonas cerebrales relacionadas con el lenguaje**: posee mayor densidad neuronal en las áreas de la corteza del

---

6 *The Affair* es una multipremiada serie de televisión estadounidense estrenada por Showtime en octubre de 2014, que también puede verse en Netflix.

> En situaciones cargadas de emociones que los involucran, hombres y mujeres difícilmente interpreten un hecho de la misma manera.
>
> Los estímulos con componentes emotivos son percibidos con mayor intensidad por la mujer.

lóbulo temporal asociado con su procesamiento y comprensión.

En la actualidad, las niñas se desempeñan mejor que los varones cuando comienzan a leer y escribir y logran mejores calificaciones en ortografía y gramática. Posiblemente, esta ventaja se deba a que el cerebro femenino emplea ambos hemisferios para la lectura, mientras que el masculino utiliza solamente el derecho.

Para no abrumar al lector con datos anatómicos que ayudan a comprender por qué los cerebros de hombres y mujeres tienen un procesamiento diferente de la información, estos se irán desarrollando en diferentes capítulos.

Lo que deseo subrayar aquí es que, en líneas generales, las investigaciones realizadas con resonancia magnética funcional (fMRI), tomografías por emisión de positrones (PET) y magnetoencelografías (entre otras técnicas de avanzada) confirman lo siguiente:

> ➤ **Existen diferencias cerebrales entre ambos sexos.**
> **Estas diferencias se deben a la información genética, el entorno familiar y cultural, la actividad hormonal, el aprendizaje y las experiencias que, debido al fenómeno de neuroplasticidad, van esculpiendo el cerebro de hombres y mujeres durante toda su vida.**

Redes y huellas sinápticas en el cerebro de ambos sexos

Todas las experiencias que vivimos los seres humanos dejan huellas en el cerebro, *huellas sinápticas y huellas psíquicas*. Por ello la psicología se preocupa cada día más por integrar sus conocimientos con los que proceden de los avances de las neurociencias.

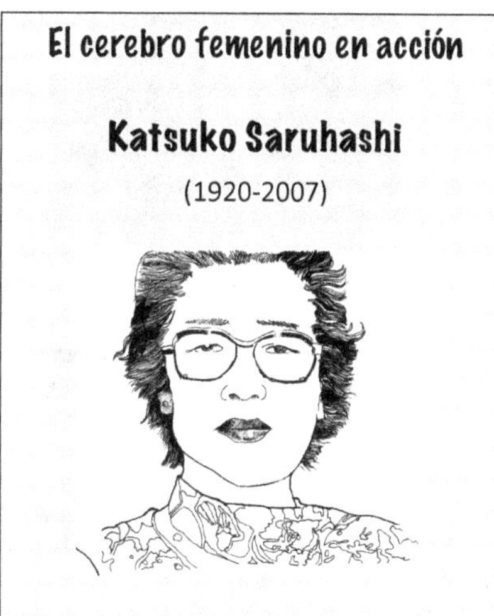

El cerebro femenino en acción

Katsuko Saruhashi

(1920-2007)

Japonesa.

Geoquímica. Sus técnicas permitieron medir la contaminación radiactiva en los océanos.

Logró frenar las pruebas nucleares a principios de la década del 60, luchó por los derechos de las mujeres en su país y fundó la Sociedad Japonesa de Científicas, cuya misión es contribuir al desarrollo de la ciencia y a la paz mundial.

Entender cómo se forman las huellas sinápticas, es decir, las redes que contienen toda la información sobre el aprendizaje y la experiencia de vida, exige conocer el sistema nervioso desde dos perspectivas: la de sus componentes y la de las relaciones que se establecen entre ellos; de hecho, los procesos de neuroplasticidad se caracterizan por asociaciones.

En la figura siguiente puedes observar los componentes del sistema nervioso humano y la ubicación del cerebro en este.

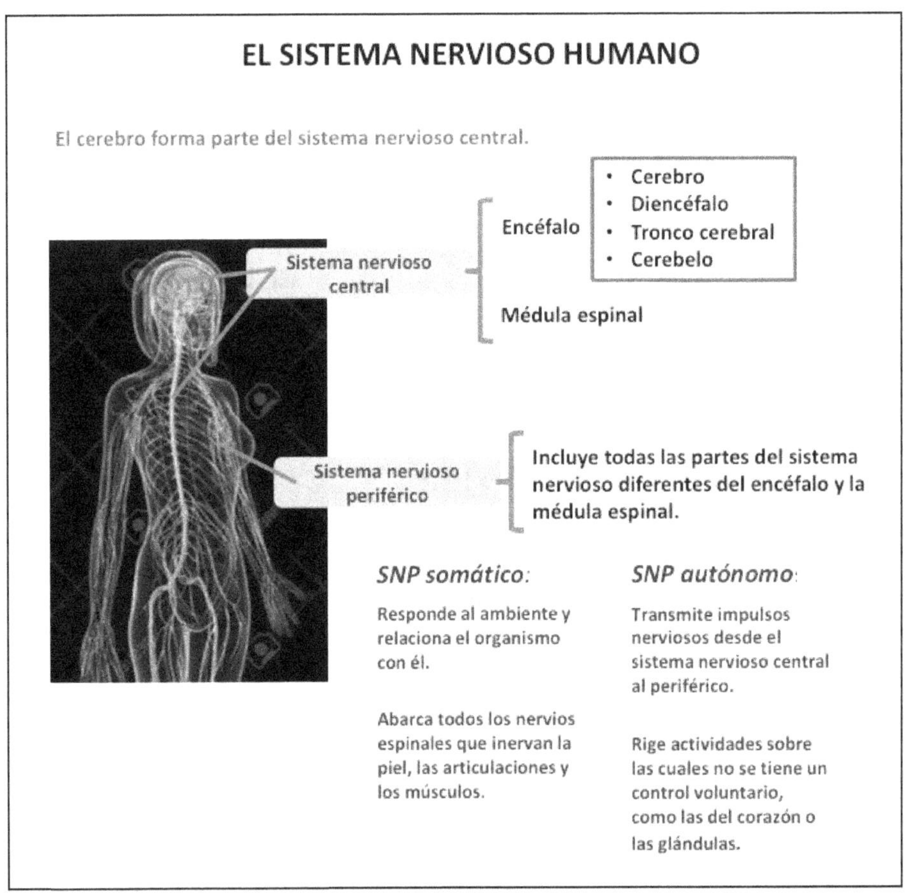

Conocer estos componentes, y por qué el sistema nervioso central y el periférico no actúan en forma independiente, sino interrelacionada y en un proceso de cooperación permanente, te ayudará a comprender algunas de las diferencias entre el cerebro masculino y el femenino que estamos analizando en esta obra.

Lo femenino y lo masculino en las redes neuronales

En el cerebro hay dos tipos de células: las **neuronas** y las **células gliales**.

Las neuronas constituyen el sustrato biológico de las funciones mentales (como el aprendizaje y la memoria); las células gliales se ocupan de varias funciones, entre otras, las de nutrir y sostener a las neuronas.

En las neuronas hay regiones que cumplen diferentes funciones: el **cuerpo celular** (soma), las **dendritas** y los **axones**.

> *El estudio de la estructura de la corteza cerebral muestra que en el cerebro del hombre hay más neuronas y en el de la mujer más conexiones.*
>
> *Es un reflejo microscópico de las diferencias entre sexos: más emisores, más fuerza y energía en el hombre, más redes dialogantes en la mujer.*
>
> Hugo Liaño

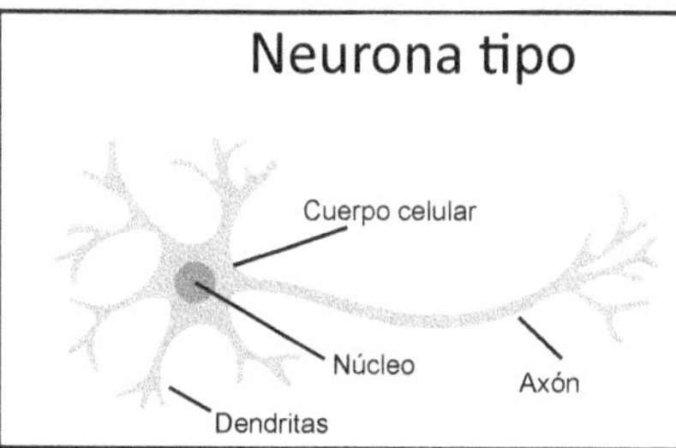

Las **dendritas** vendrían a ser las antenas de las neuronas: se dividen en forma similar a las ramas de un árbol y actúan como aparato receptor de impulsos nerviosos procedentes de otras células nerviosas mediante un fenómeno que se conoce como **sinapsis**.

Los **axones** tienen una morfología y una funcionalidad increíbles: trabajan como cables con capacidad para transmitir señales eléctricas a grandes distancias por el cuerpo (desde la cabeza a los pies) y están recubiertos de **mielina**.

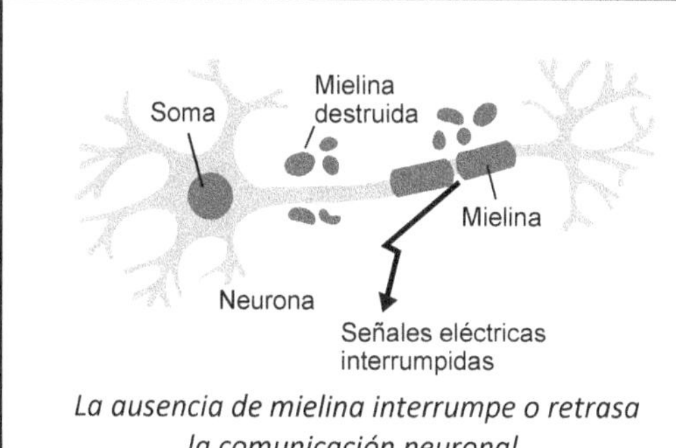

La ausencia de mielina interrumpe o retrasa la comunicación neuronal.

El buen funcionamiento, la disminución o el declive de algunas capacidades cerebrales, como el razonamiento y la habilidad para hallar rápidamente las relaciones entre los hechos, están relacionados con la mielina: a medida que los axones se van recubriendo con sus capas, las neuronas aumentan tanto la velocidad como la tasa de transmisión de información.

Si este proceso se altera, afecta la formación de redes neuronales.

En los casos más graves, el deterioro o la ausencia de mielina provoca enfermedades contra las cuales la neurociencia lucha cotidianamente dado el sufrimiento que provocan, como la esclerosis múltiple.

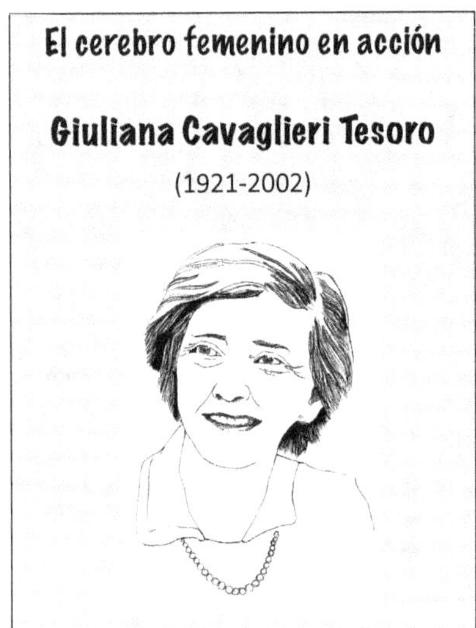

El cerebro femenino en acción

Giuliana Cavaglieri Tesoro

(1921-2002)

Italiana. Patentó más de 125 inventos relacionados con la industria textil, entre ellos, la tela ignífuga, y mejoró la eficiencia de los sistemas de fabricación.

Percibir, sentir, pensar y actuar. Bases neuronales

Las neuronas se encuentran entre las creaciones más extraordinarias de la naturaleza porque desempeñan **funciones sensoriales**, que son las que nos permiten percibir los colores, las formas, los aromas, las texturas, la temperatura o los sabores, **motoras**; gracias a ellas podemos caminar, correr, nadar, hablar o saludar con la mano, e **integradoras**.

Estas últimas, que también se conocen como interneuronas, crean redes entre las neuronas sensitivas, las motoras y otras interneuronas transportando información.

Por ejemplo, si tú eres una de esas fantásticas ingenieras que trabajan en las megaconstrucciones y te topas con un trozo de metal puntiagudo mientras caminas por la obra, el contacto desagradable se traducirá en señales neurales que viajarán por tus nervios sensoriales. En la médula espinal, estas señales serán transmitidas a tus neuronas.

Algunas conectarán con una parte de tu cerebro, que las interpretará como dolorosas, y otras con las neuronas motoras que controlan los músculos afectados, haciendo que retires inmediatamente el pie.

Asimismo, y si bien las neuronas que se encuentran en el cerebro son notable mayoría, también tenemos **neuronas sensoriales** en los músculos, la piel, las articulaciones y otros órganos internos, como los intestinos.

Esto es lo que nos permite sentir frío o calor, placer o dolor. También tenemos neuronas sensoriales en la nariz, la lengua y el oído, y ello nos ayuda a percibir los aromas, los sabores y los sonidos.

Las neuronas espejo en el universo femenino

Las cualidades diferenciales de la mujer para la comunicación social y la empatía afectiva, que es la capacidad de captar, sentir y acompañar el estado emocional de otra persona, residen (en gran parte) en un tipo particular de neuronas, denominadas "espejo".[7]

---

7   Este tema se desarrolla en profundidad en el Capítulo 6.

Según explica su descubridor, Giacomo Rizzolatti, el sistema de neuronas espejo es el que nos ayuda a deducir lo que los demás piensan, sienten o hacen, ya que estas células se especializan en comprender no solo la conducta, sino también las emociones de los demás.

Por ejemplo, cuando una niña ve reír a su madre, sus neuronas espejo generan una imagen mental de lo que está experimentando, desencadenando en ella misma una sonrisa o las carcajadas típicas de los bebés[8].

> Una mayor cantidad de neuronas espejo en el cerebro femenino (en comparación con el masculino) contribuye a explicar las cualidades diferenciales de la mujer para la empatía y la comunicación social.

El prestigioso neurocientífico hindú Vilayanur Ramachandran las denomina "neuronas Gandhi" porque estas células son las que facilitan "el entendimiento, la solidaridad y la cooperación con los demás"[9]. Como vemos:

➤ **En el funcionamiento de las neuronas espejo reside una de las explicaciones neurofisiológicas sobre la habilidad femenina para el lenguaje, la comunicación, las relaciones sociales y, particularmente, la sensibilidad ante "lo que les pasa a los demás".**

Al margen de la explicación científica, la observación empírica no deja lugar a dudas.

Por ejemplo, si imitáramos al magnífico Giuseppe Tornatore poniendo una cámara que registre las reacciones de los espectadores durante la proyección de su película *Cinema Paradiso*, veríamos que el número de mujeres que se emocionan en la escena final de los besos es considerablemente superior al de los varones[10].

> *Somos criaturas sociales.*
> *Nuestra naturaleza depende de entender las acciones, intenciones y emociones de los demás.*
> *Las neuronas espejo nos permiten entender la mente de los demás, no solo a través de un razonamiento conceptual sino, también, mediante la simulación directa.*
> *Sintiendo, no pensando.*
>
> Giacomo Rizzolatti

Glía o neuroglía

Las células gliales no son tan famosas como las neuronas, sin embargo, son sumamente estudiadas debido a varios motivos:

---

8 https://lamenteesmaravillosa.com/conoce-a-las-neuronas-espejo/

9 https://escuelaconcerebro.wordpress.com/2011/11/22/las-neuronas-espejo-segun-ramachandran/

10 *Nuovo Cinema Paradiso* (*Cinema Paradiso*) es una película italiana estrenada en 1988, ganadora del Oscar a mejor película extranjera en 1989.

- Se ocupan del soporte y nutrición de las neuronas.
- Intervienen (indirectamente) en los procesos de memoria y aprendizaje.
- Tienen un rol clave en el proceso de comunicación entre neuronas (sinapsis)[11].
- Defienden a las neuronas de agentes patógenos que puedan afectarlas: cuando hay una lesión, se multiplican y participan activamente.
- Algunas intervienen en la formación de la capa de mielina que recubre a los axones, promoviendo la transmisión rápida de información.
- Remueven residuos derivados de la actividad neuronal, por ello se dice que actúan como el basurero del cerebro.
- Son clave en estados asociados al dolor patológico.

"SIN TI, NO SOY NADA"

No se lo dijo un hombre a una mujer, o viceversa, sino una neurona a una célula glial en una viñeta de humor gráfico que circuló en algunos papers científicos.

Sucede que las neuronas y las células gliales tienen una relación complementaria de tipo simbiótico: una no puede funcionar sin la otra.

Se calcula que la glía constituye un poco más de la mitad del volumen del encéfalo y la médula espinal, y que tiene un rol fundamental en ciertos tipos de inteligencia.

Por ejemplo, en 1993 un equipo de la Universidad Johannes Gutenberg de Maguncia, Alemania, descubrió que cumple un rol significativo en el aprendizaje y el procesamiento de la información sensorial debido a que también transmite información en el cerebro[12].

Redes masculinas, redes femeninas

Las neuronas interactúan constantemente con otras, creando lo que conocemos como **redes neuronales**, cableado neuronal o circuitería cerebral, mediante un proceso que, como ya se dijo, se llama sinapsis o conexión sináptica.

---

11 Fuentes: Fields R.D.; Stevens-Graham, B. (2002): "New insights into neuron-glia communication". *Science* 298 (18): 556-562. Allen N.J.; Barres B.A. (2009): "Glia-more than just brain glue", *Nature* 457 (5): 675-677. Kettenmann H.; Verkhratsky A. (2008): "Neuroglia: the 150 years after". *Trends in Neurosciences* 31 (12): 653-659.

12 Sakry, D.; Neitz, A. *et al.*: "Oligodendrocyte Precursor Cells Modulate the Neuronal Network by Activity-Dependent Ectodomain Cleavage of Glial NG2". *PLoS Biology* (2014). DOI: 10.1371/journal.pbio.1001993.

Existen dos tipos de sinapsis: las *eléctricas* (que son muy poco frecuentes) y las *químicas* (la mayor parte).

En las sinapsis eléctricas un estímulo pasa de una célula a la siguiente sin necesidad de mediación química, por ello su característica distintiva es la velocidad.

➤ **En las sinapsis químicas intervienen los neurotransmisores.**

En 2013 se publicaron los resultados de una de las investigaciones más exhaustivas que se hayan realizado sobre diferencias anatómicas y funcionales entre los cerebros de ambos sexos; de hecho, se analizó la conectividad cerebral en un grupo integrado nada menos que por 949 personas de diferentes edades (entre 8 y 22 años).

Los resultados obtenidos permiten arribar a las siguientes conclusiones:

> ▶▶ Las diferencias en las conexiones neuronales comienzan a acentuarse entre los 14 y los 17 años.
>
> ▶▶ El cerebro masculino está mejor estructurado para facilitar la conectividad entre la percepción y las acciones que requieren coordinación.
>
> ▶▶ El cerebro femenino está mejor diseñado para facilitar la comunicación entre hemisferios, consecuentemente, entre los modos de procesamiento analítico e intuitivo.

Fuente: Ingalhalikar, M.; Verma, R. *et al.*: "Sex differences in the structural connectome of the human brain". *PNAS*, (2013). DOI: 10.1073/pnas.1316909110.

Complementando las técnicas destinadas a obtener neuroimágenes, este equipo realizó un conjunto de pruebas y tests en forma paralela. Al analizar los resultados, se observó lo siguiente:

- Las mujeres superaron a los hombres en tareas que implicaron foco atencional, memoria, lenguaje y cognición social.
- La cognición social es lo que nos permite interpretar los signos sociales y responder de manera apropiada durante las interacciones con los demás. Por ejemplo, qué comunican determinadas expresiones no verbales (como las microexpresiones faciales, los gestos con las manos, los movimientos del cuerpo, la mirada, la postura, etcétera).

- Los varones se desempeñaron con mayor eficiencia que las mujeres en ejercicios relacionados con la percepción espacial y la coordinación entre percepción y movimiento.

Estas conclusiones confirmaron los hallazgos de investigaciones anteriores: además de las habilidades cognitivas para concentrarse, memorizar y utilizar el lenguaje, la mujer cuenta con una poderosa herramienta para entender no solo las emociones, sino también los pensamientos y las intenciones de los demás.

Mujeres admirables: Mary Barra

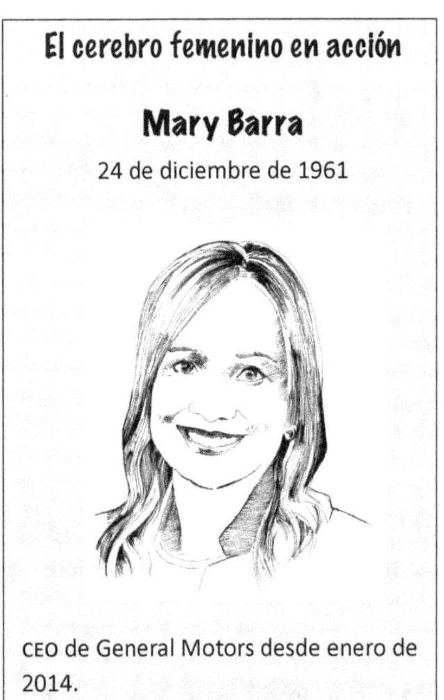

CEO de General Motors desde enero de 2014.

Hija de un operario de GM, sólida en sus conocimientos técnicos y con notables habilidades para el liderazgo, llegó a la cima de la empresa donde comenzó como pasante en 1980.

De origen estadounidense (creció en un barrio de clase media al norte de Detroit) y con una personalidad definida como "tranquila" por quienes la conocen de cerca, lo cual la colocaría fácilmente en la categoría *Negociador* en el modelo de Fisher, María Teresa Barra[13] es la primera mujer en ocupar la posición de presidenta ejecutiva de la gigantesca General Motors, empresa en la que ingresó como pasante.

En la eficacia con la que se manejó en la industria automotriz, así como también en su ingreso a esta, puede haber tenido influencia su padre, quien trabajó como operario en la planta de automóviles Pontiac (producidos por General Motors) durante 39 años.

La "marca" de la empresa "marcó" la educación universitaria de Mary, ya que estudió ingeniería eléctrica en el Instituto General Motors (hoy Universidad Kettering) y, posteriormente, obtuvo su Maestría en Administración de Empresas con una beca de la citada organización.

---

13 Mary usa el apellido de su esposo, con quien tiene dos hijos. Su nombre de pila es María Teresa Makela.

De los numerosos reportajes y artículos que leí sobre ella, me llamaron la atención su asombrosa memoria sobre hechos relacionados con la industria en la que trabaja, su habilidad para reducir costos y su capacidad para manejar una gran cantidad de asuntos a la vez. Sin duda, Mary ha capitalizado con creces las cualidades para las cuales el cerebro femenino está especialmente dotado.

Cuando asumió como CEO, nada le resultó fácil. Dos vehículos, el *Chevrolet Cobalt* y el *Saturn Ion*, tuvieron fallas que se consideraron responsables de accidentes fatales. Además de deteriorar la imagen de la empresa, ello ocasionó varios juicios y obligó a Mary a dar testimonio nada menos que ante el Congreso y la prensa estadounidense.

Dos años después, Mary puso orden en el caos y cumplió con su objetivo de cambiar la imagen de la empresa. Puede decirse que las condiciones femeninas para el liderazgo se observan con mucha claridad en este caso, en el que también hallamos uno de los mejores ejemplos de resiliencia: Mary Barra atravesó con entereza e inteligencia situaciones muy complejas y salió con fortaleza de ellas, alcanzando un estado de excelencia profesional que despertó admiración en el mundo entero.

CAPÍTULO 5

El cerebro resiliente: una "fortaleza" femenina

¿Qué entendemos por resiliencia?

Cuando hablamos de resiliencia, hablamos de la capacidad humana para atravesar situaciones duras, difíciles y complejas, saliendo de ellas con más entereza, con más sabiduría, con más fuerza.

En este sentido, y al igual que Cleopatra y Malala, muchísimas mujeres, en todas las épocas y todos los países, han demostrado una valentía inigualable para alcanzar sus metas superando adversidades de todo tipo.

Estas mujeres son **campeonas de la resiliencia**, porque pocas criaturas en el universo tienen tanta capacidad para afrontar situaciones complejas y salir fortalecidas de ellas.

Más aún, las nuevas investigaciones en neurociencias dan cuenta de que las

Las mujeres conocidas por los altos cargos que ocupan en la ciencia, la tecnología, el mundo empresarial y la política tienen un denominador común con aquellas que, sin ser tapas de diarios o revistas, luchan con una entereza increíble en contextos de enorme infortunio: la resiliencia.

Uno de los ejemplos más contundentes es el de las que residen en países atravesados por las guerras y la pobreza, y las que arriesgan sus propias vidas en organizaciones como la Cruz Roja o Médicos sin Fronteras.

En vez de considerarse víctimas pasivas de las circunstancias, estas maravillosas mujeres se piensan a sí mismas como protagonistas activas de su experiencia, convirtiendo a la adversidad en un ámbito generador de aprendizaje, generosidad y fortaleza.

El cerebro femenino en acción

Simone de Beauvoir

(1908-1986)

Escritora, académica y filósofa francesa.

Fue uno de los cerebros femeninos más prolíficos del siglo XX. Su libro *El segundo sexo*, en el que plasma sus ideas sobre "lo que significa ser mujer", fue una de las obras más exitosas de su época.

Su vida es uno de los mejores ejemplos de ambición intelectual y resiliencia femenina: nacida en una familia católica conservadora, resistió la bancarrota y la vergüenza social, se declaró atea, partidaria del aborto, la libertad sexual y la pareja abierta, ideas que eran claramente combatidas en su época.

Con quien fuera su pareja, el escritor Jean-Paul Sartre, compartió la filosofía del "amor necesario", en oposición a los "amores contingentes" que ambos mantenían con otras personas.

personas resilientes son increíblemente equilibradas ante situaciones muy estresantes, y esto se observa en las organizaciones actuales (políticas, sociales y empresariales), en las que el cerebro femenino se destaca por su capacidad para sortear presiones de todo tipo sin perder el control y, como seguramente diría Luthar, para forjar un comportamiento vital positivo pese a las circunstancias difíciles[1].

Algunos especialistas equiparan la expresión "dureza psicológica" al concepto de resiliencia y ello es, a mi entender, muy acertado. Ninguna de las mujeres que he citado y citaré a lo largo de esta obra hubiera podido alcanzar sus logros sin capacidad para afrontar y, sobre todo, resistir la adversidad.

Élites de afrontamiento: Indira, Eva y Simone

Una expresión relacionada con la resiliencia que me encanta –y encaja a la perfección con la personalidad y la fuerza de las tres mujeres con las que ejemplificaré los temas de este apartado– es "élite del afrontamiento".

Para comprender qué significa es suficiente con pensar en la lucha de Indira Gandhi en un ámbito social complejo y conservador como el de la India de aquella época, en la fuerza de Eva Perón, capaz de encabezar una campaña de agitación social que cambió el destino de un país, o en la talentosa Simone de Beauvoir, combatida desde amplios sectores por defender sus ideas contra los moldes establecidos en su época.

---

1   Luthar, S.S.: "Resilience in development: A synthesis of research across five decades". In: Cicchetti D., Cohen D.J. eds.: *Risk, disorder, and adaptation*. New York, NY: John Wiley and Sons; 2006:739-795. *Developmental psychopathology*. 2nd ed.; vol 3.

Si bien las tres han tenido aciertos y errores, despertado simpatías y antipatías (Simone), amores y odios (Indira y Eva), ese no es el tema de este análisis.

Lo que me interesa destacar es la fortaleza de estas mujeres para no rendirse en el camino en sus vidas, plagado de experiencias dolorosas, agresiones de todo tipo y hechos que han puesto en peligro su existencia (Eva) o acabaron con ella (Indira).

Simone soportó agresiones de todo tipo: uno de sus pares, el escritor Albert Camus, le dijo que había "deshonrado al varón francés"; la Iglesia Católica la prohibió y calificó sus ideas como "un atentado" a la auténtica forma de la familia, y los grupos conservadores (además de defenestrarla) organizaron campañas para lograr su desprestigio.

Eva exigió igualdad de derechos entre mujeres y hombres desde muy joven, fue combatida por enemigos poderosos durante su corta vida, y luchó con enorme tenacidad por el sufragio femenino en su país, conquista que se concretó en 1947.

Indira se empeñó en gobernar una nación casi ingobernable, llegó al extremo de censurar a la prensa y encarcelar opositores, y pagó con su vida el sueño de una India unida y laica.

Al margen de las coincidencias y discrepancias que podamos tener con las ideas y la obra de estas mujeres, con luces y sombras en el caso de las que se dedicaron a la política, es muy fácil encontrar un denominador común en ellas, y este no es otro que la resiliencia.

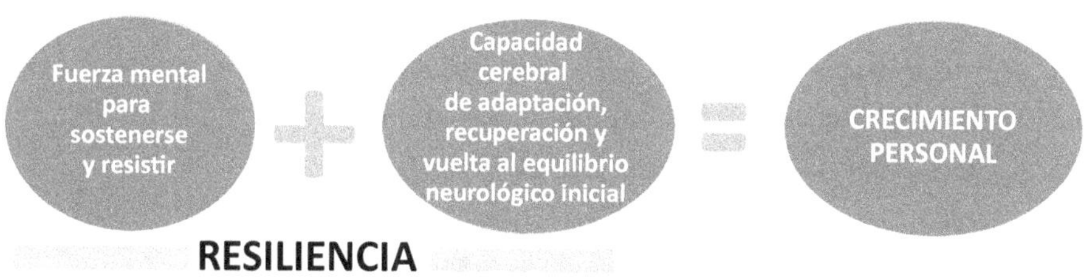

Sin duda, el crecimiento personal es uno de los resultados más visibles de la resiliencia. Famosas o desconocidas, las mujeres resilientes son un gran ejemplo de lo que significa resolver positivamente las situaciones adversas.

Estas características les vienen dadas (en gran parte) por su personalidad y la fuerza de sus convicciones, pero también por algo que posiblemente ellas no sepan, relacionado con el flujo de algunos neurotransmisores, neuropéptidos y hormonas (como el cortisol, la adrenalina, la noradrenalina y la dopamina, entre otros).

Por ejemplo, ante una situación muy grave (como las que ponen en peligro la propia vida) se producen variaciones en la segregación de estas sustancias. Cuando el momento se supera, el organismo vuelve a la normalidad. En las personas no resilientes esto no sucede, por ello, la angustia, el miedo y otras emociones experimentadas pueden persistir en su cerebro durante un tiempo prolongado.

Asimismo, el estrés agudo puede disminuir el flujo de dopamina, generando un estado de inseguridad e indefensión que en las personas no resilientes dificultan la posibilidad de actuar. Más aún, cuando se produce una alteración negativa en el circuito de recompensa del cerebro, aparecen los estados de anhedonia y desesperanza que caracterizan sus reacciones[2].

Llegado a este punto, es necesario hacer una distinción entre resistencia y resiliencia, dado que muchas personas creen que significan lo mismo cuando en realidad no es así.

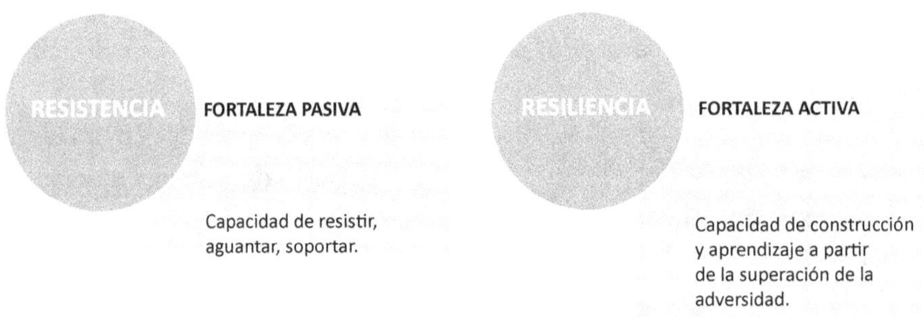

Como vemos, la resistencia es lo que su nombre mismo indica, y casi todos conocemos personas que aguantan, pero se bloquean, se inmovilizan y no logran capitalizar la situación como aprendizaje. Lejos de lograr crecimiento personal, se victimizan ante las frustraciones y algunas caen en depresión.

A la inversa, las personas resilientes afrontan el dolor de manera constructiva y, fundamentalmente, activa. En este sentido, **la resiliencia es también una actitud ante el cambio,** caracterizada por la adaptación a situaciones nuevas a partir de las cuales se crea, se construye y se innova.

Otro gran ejemplo de esto que acabo de describir es el de Louise Michel, un caso extraordinario de fortaleza femenina activa, a quien homenajeo con gran admiración al final de este capítulo.

---

2   Monroy Cortés, B.G.; Palacios Cruz, Lino: "Resilience: is it possible to measure and influence it?" http://www.scielo.org.mx/scielo.php?script=sci_arttext&pid=S0185-33252011000300007&lng=es&nrm=iso&tlng=es

El cerebro resiliente

A nivel neurológico, se observa un fuerte interés en indagar cuáles son los pilares de la resiliencia, una cualidad para la cual afortunadamente el cerebro masculino también está preparado aunque, es necesario admitirlo, en un grado menor.

> ►► Las personas con una alta resiliencia son capaces de sincronizar, a nivel neurológico, una gran cantidad de procesos cognitivos y emocionales por más sorpresiva que sea la situación que se les presenta.

Por ejemplo, en 2013 se realizó una investigación con resonancia magnética funcional (fMRI) a partir de una situación simulada.

Mientras los participantes estaban experimentando un momento traumático, se observó una activación significativa de tres regiones cerebrales: la amígdala derecha, la ínsula derecha y el córtex órbito-frontal izquierdo.

Estas activaciones, que fueron corroboradas posteriormente en experimentos similares, reflejan algunos de los procesos implícitos en la resiliencia[3].

La **amígdala** (ubicada en lo profundo del cerebro, cerca de la base) está implicada en el procesamiento afectivo, mientras que la **corteza órbito-frontal** se ocupa de articular conductas relacionadas con el alcance de metas u objetivos (durante la citada investigación se observó una comunicación bidireccional entre las mencionadas estructuras).

En lo que respecta a la **ínsula**, su activación no es casual ya que se la considera una especie de alarma central del cerebro y, entre otras funciones, se ocupa de integrar las pistas somáticas internas con la experiencia emocional.

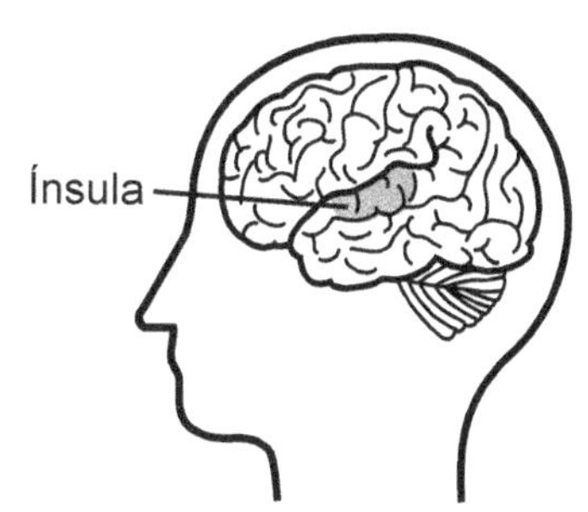

Por ejemplo, ante acontecimientos inesperados, como una catástrofe o una muerte no anunciada de un amigo o un ser querido, hombres y mujeres experimentamos una gran conmoción, quedamos desorientados.

Luego, se observa que la capacidad de recuperación de la mujer es mucho más rápida que la del hombre. Por ejemplo, varios estudios realizados con mujeres que perdieron hijos debido al terrorismo de Estado o las guerras han vivido más años que sus maridos.

---

3   Reynaud E.; Guedj E.; Souville M.; Trousselard M.; Zendjidjian X.; El Khoury-Malhame M.; Fakra, E.; Nazarian, B.; Blin O.; Canini F. & Khalfa, S. (2013). "Relationship between emotional experience and resilience: An fMRI study in fire-fighters". *Neuropsychologia*, 51 (5), 845-849 PMID:23369802.

Cuando las situaciones adversas se mantienen en el tiempo, es decir, cuando el estrés es prolongado, algunas personas son más resilientes que otras, aumentando su capacidad cerebral para movilizar recursos cognitivos y emocionales en situaciones extremas.

En promedio, el cerebro femenino ha demostrado ser más resiliente que el masculino.

Un caso notable es el de Sara Rus, que sobrevivió al Holocausto (estuvo secuestrada en Auschwitz), perdió a un hijo en manos de la dictadura militar en la Argentina (país al que emigró desde Polonia) y sobrevive largamente a su marido.

Según sus propias palabras (agosto de 2010): "en el '83 mi esposo dijo: 'si mi hijo en seis meses no vuelve, yo ya no tengo nada que hacer'. Vino la democracia, pasaron seis meses, mi esposo se enfermó y falleció el 2 de mayo de 1984"[4].

La neurociencia actual realiza numerosas investigaciones para comprender cómo hacen las personas que, como Sara Rus, se reponen activamente de situaciones extremadamente dolorosas. Entre ellas (y tal como lo anticipé en el apartado anterior) se encuentra el análisis de las sustancias que segrega el cerebro.

En ese sentido, uno de los temas bajo estudio es la combinación de factores químicos (neurotransmisores y hormonas) con los genéticos, ambientales y conductuales. Como vemos, un tema de gran complejidad.

►► Ante situaciones delicadas o extremas, la producción de hormonas del estrés —como la adrenalina, el cortisol y la noradrenalina— se detiene con mayor facilidad en las personas resilientes, y en ello lleva ventaja el cerebro femenino.

Evidenciando un excelente trabajo de investigación, Gary Stix (periodista científico y editor de la prestigiosa revista *Scientific American*) lo explica con mucha sencillez:[5]

Pongamos por caso que alguien le va a propinar un puñetazo. Su hipotálamo disparará una señal de estrés en forma de la hormona liberadora de corticotropina; ello desencadenará una avalancha de sustancias que le indicarán que levante los puños o que salga en estampida.

El cerebro palpita como una luz intermitente: luchar-escapar, pelea-fuga, pero después el tifón hormonal amaina. Si usted fuese llamado de manera constante a defender el terreno, no se interrumpiría el flujo de hormonas del estrés. Una de ellas, el cortisol, segregado por las glándulas suprarrenales, deteriora las neuronas del hipocampo y de la amígdala. Estas dos zonas intervienen en la memoria y las emociones, por lo que, a la larga, acabaría usted convertido en un despojo físico y emocional. Por fortuna, la resiliencia acude en nuestro auxilio en la gran mayoría de los casos.

4   https://www.pagina12.com.ar/diario/elpais/1-151812-2010-08-22.html
5   Stix, Gary: "Claves de la resiliencia", en https://www.investigacionyciencia.es/files/7273.pdf

Lo que nos quiere decir Stix es lo siguiente:

➤ **Existen sustancias que el organismo libera naturalmente para reducir el impacto de otras, contribuyendo a la resiliencia.**

Por ejemplo, la dehidroepiandrosterona, que es más fácil de reconocer por su sigla, DHEA, contrarresta los efectos de una cantidad excesiva de cortisol, y en el mismo sentido actúan proteínas que están actualmente bajo estudio.

En líneas generales, hay coincidencias en cuanto a que la capacidad de resiliencia, al igual que la mayoría de las habilidades que necesitamos para pensar, sentir, vivir y sobrevivir, tienen una base neurobiológica: la amígdala derecha se implica en el procesamiento afectivo de estímulos negativos, la corteza órbito-frontal en la articulación de conductas dirigidas a objetivos, y la ínsula en situaciones extremas.

A ello debemos sumarle el desencadenamiento de determinadas sustancias químicas que, sabiamente, la naturaleza utiliza para contrarrestar la liberación de otras. Todo indica que el cerebro tiende a movilizar determinados recursos a medida que una persona es más resiliente, y en eso, como ya dije, las mujeres llevan ventaja.

Resiliente… ¿se nace o se hace?

Al leer las biografías de tantas mujeres que han hecho cosas extraordinarias contra viento y marea, posiblemente en quien lee se genere la misma inquietud que me suelen plantear los participantes en mis seminarios: ¿cómo se hace para ser resiliente?

> *Para entrenar la resiliencia, los gimnasios cerebrales cuentan con programas que combinan técnicas de autoliderazgo emocional, meditación, autocontrol del estrés y desarrollo de resistencia mental.*

La respuesta es muy sencilla: lo primero es conocer las claves de la resiliencia, dado que la capacidad para reponerse ante la adversidad, incluso ante los golpes de la vida, no viene escrita en los genes. Lo segundo es entrenar esta capacidad.

Uno de los casos más interesantes de este tipo de entrenamiento es el Programa de Resiliencia del ejército de los Estados Unidos, dirigido tanto a los militares como a los miembros de sus familias. La idea (que se ha puesto en práctica con eficacia) es que la resiliencia puede analizarse como un tipo de respuesta ante el estrés, y esa respuesta se puede aprender y perfeccionar.

En el ámbito no militar, existen numerosos programas que se implementan con éxito en varios países. Por ejemplo, para Klaus Lieb, director del Centro Alemán de Resiliencia, hay tres factores que han demostrado ser eficaces[6]. Los dos primeros apuntan al desarrollo de autoliderazgo emocional y al trabajo sistemático para tener un cerebro en positivo, el tercero, a la construcción de vínculos sociales que puedan actuar como contención en situaciones desbordantes y complejas.

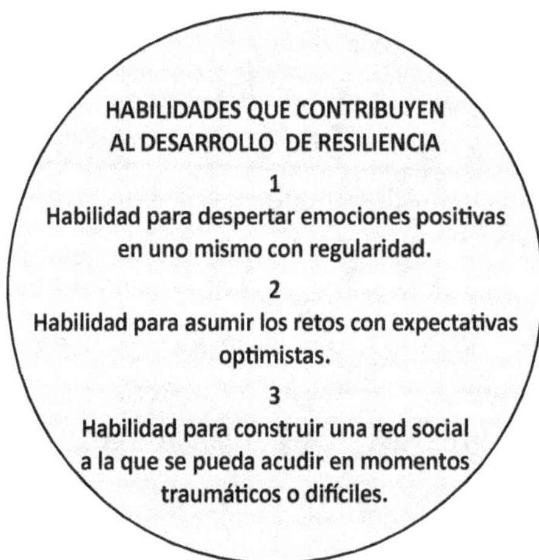

En función de mi propia experiencia como Director de nuestro gimnasio cerebral[7] y de otros en los que tuve la misma responsabilidad, coincido ampliamente con Lieb:

➢ **Toda persona puede ser entrenada para ser resiliente, siempre que se utilicen las herramientas adecuadas.**

Quisiera destacar que, si bien en esta obra he puesto ejemplos de mujeres que atravesaron situaciones muy difíciles, **el entrenamiento de la resiliencia es fundamental para afrontar situaciones comunes que, por su intensidad, pueden desestabilizarnos,** como sucede con los divorcios, las enfermedades serias, la pérdida de trabajo en contextos de desempleo, la muerte de un ser querido, el fracaso de un emprendimiento, el derrumbe económico, etcétera.

---

6   Ayan, Steve: https://www.investigacionyciencia.es/revistas/mente-y-cerebro/resiliencia-741/la-resiliencia-puede-entrenarse-16554

7   www.braidot.com

Como en estos casos tenemos dos opciones: dejarnos vencer, o sobreponernos y salir fortalecidos, **el entrenamiento para la resiliencia crea una especie de capital cognitivo-emocional que actúa como una especie de reserva para el futuro**, dado que la vida no es color de rosa y, tarde o temprano, todos atravesamos situaciones complejas.

> Es suficiente con aprender a liderar la forma de pensar para cambiar la vida.
>
> La neurociencia ha demostrado que es posible fortalecer los neurocircuitos asociados a los pensamientos positivos y, a la vez, neutralizar aquellos que vampirizan la energía y nos hacen menos resilientes.

Con relación a los ítems 1 y 2 que señala Lieb, una de las metodologías más efectivas en el desarrollo de resiliencia tiene que ver con una especie de prevención que se logra **liderando el pensamiento.**

Esto tiene una base neurocientífica cuyos resultados he comprobado en la mayoría de los entrenamientos que dirijo personalmente:

> ➤ El tipo de pensamiento modela la neuroplasticidad, por lo tanto, modifica el cerebro.
> ➤ La neuroplasticidad autodirigida permite lograr cambios positivos de manera simple, enfocando la atención en un pensamiento determinado.
> ➤ El pensamiento tiene un enorme poder: si una persona piensa que siente dolor, su cuerpo lo experimentará; si se ríe y piensa que es feliz, su cerebro lo experimentará.

Dado que los seres humanos atraemos hacia nuestras vidas aquello en lo que focalizamos la atención con el pensamiento, todos podemos construir un mundo positivo o un mundo negativo. Si trabajamos en pos de la generación del primero, estaremos más fortalecidos para soportar la adversidad.

Esto no significa negar la realidad ni, mucho menos, proponer un mundo Heidi[8]. Significa prestar atención a los valores humanos y a todo lo bueno que existe, registrando lo malo (crímenes, guerras, desastres económicos y naturales) en forma de **visión periférica**, es decir, como algo que está pasando y nos puede afectar, pero no como lo hacen los noticieros y las personas negativas, que solo focalizan en los infiernos cotidianos, sino como aspectos de la realidad cuya existencia no podemos negar, pero que no nos condicionan.

---

8   *Heidi*, de la escritora suiza Johanna Spyri, es el nombre de un libro infantil escrito en 1880.

> ➤ **Las personas que focalizan su atención en lo positivo no solo viven mejor, también generan reservas emocionales que las hacen más resilientes.**

En cuanto al punto 3 que menciona Lieb, no hay dudas de que la actividad social es uno de los soportes más importantes para tener una mente saludable y activa.

No es este un pensamiento filosófico, sino una afirmación que se sustenta en investigaciones de las neurociencias, dado que la interacción social nutre y agiliza el cerebro, además de contribuir a una mejor calidad de vida en términos de autorrealización y afectividad.

En síntesis:

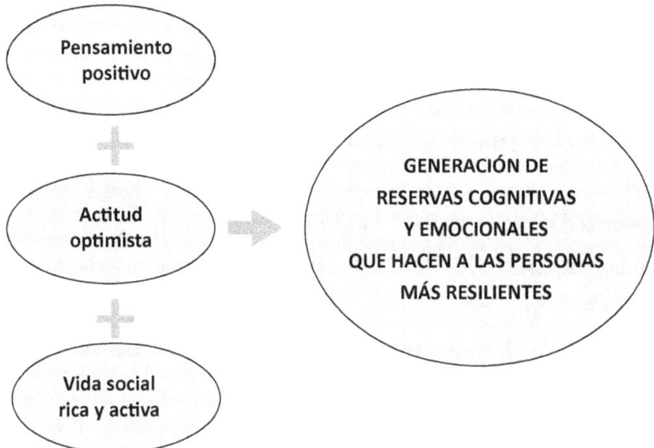

Por otra parte, la contención social evita que una persona se deprima y baje los brazos. Esto se ve con mucha claridad en las asociaciones que agrupan a mujeres que han sufrido tragedias similares y adquieren distintos nombres según los países, por ejemplo, *Mujeres unidas contra el maltrato, Mujeres supervivientes de violencia de género,* etcétera.

Un gran ejemplo de resiliencia femenina surgida de este tipo de agrupaciones es el de *Abuelas de Plaza de Mayo,* en Argentina. Estas mujeres, que han sido nominadas varias veces para el Premio Nobel de la Paz, han dedicado la mayor parte de su vida a encontrar a los nietos que les fueron arrebatados por el terrorismo de Estado, sobrevivieron a sus maridos (la mayoría son viudas) y han impulsado el desarrollo de un banco genético que es modelo en el mundo entero.

Este caso me retrotrae a la definición de Fraser, Richman y Galinsky (1999) según la cual la **resiliencia** implica:

- Sobreponerse a las dificultades y tener éxito a pesar de la exposición a situaciones de alto riesgo.
- Mantener la competencia bajo presión, esto quiere decir saber adaptarse con éxito al alto riesgo.
- Recuperarse de un trauma ajustándose en forma exitosa a los acontecimientos negativos de la vida.

Las mujeres que, por diferentes motivos, se han enfrentado a grupos políticos, económicos y dictatoriales muy poderosos han arriesgado sus vidas durante años. Por lo tanto, y sin duda alguna:

> ➤ **Las mujeres resilientes son mujeres de coraje.**

El cerebro femenino en acción

Rebecca Kabugho

(4 de septiembre de 1994)

Nació en República Democrática del Congo.

Activista pacífica de la lucha por elecciones legítimas en un contexto de represión extrema, a los 22 años fue arrestada por incitar a la desobediencia civil y casi muere en la cárcel por malaria y fiebre tifoidea.

Considerada una de las presas políticas más jóvenes del mundo, recibió el Premio Internacional de Mujeres de Coraje en 2017.

Por último, y si bien este es un libro sobre la mujer, no puedo dejar de mencionar a dos hombres como ejemplos de resiliencia a nivel universal: el enorme científico británico Stephen Hawking, cuyos impedimentos físicos no lograron medrar la expresión de su enorme talento, y el sudafricano Nelson Mandela, que soportó 27 años de prisión e injusticias durante su lucha por la igualdad en un ámbito de feroz discriminación racial.

Mujeres admirables: Louise Michel

La vida de Louise Michel estuvo caracterizada por la defensa profunda de sus convicciones, por la pasión, la fuerza, el cambio y la búsqueda permanente de superación.

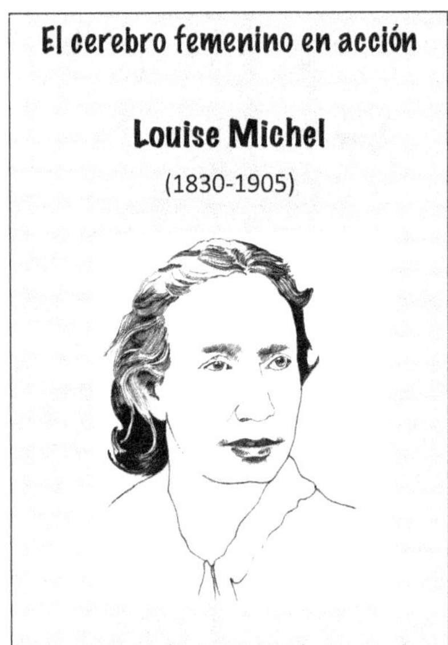

El cerebro femenino en acción

Louise Michel

(1830-1905)

Francesa. Pedagoga, poetisa y escritora, y revolucionaria.

En 1871, defendió la Comuna de París vestida de guardia.

Entre la multiplicidad de cosas que hizo en su vida, se destaca su labor educativa y social: creó varias guarderías infantiles en París y tuvo un rol activo en la apertura de escuelas y orfanatos laicos.

Rebelde desde pequeña, se negó a prestar juramento a Napoleón III, lo cual le impidió ejercer su vocación de trabajar en la educación pública (era maestra diplomada).

Lejos de amedrentarse, y con solo 22 años, utilizó su propia herencia para abrir varias escuelas en las que implementó una pedagogía de avanzada en el interior de la Francia de aquellos tiempos: prohibió los castigos y promovió la participación activa de los alumnos.

A principios de 1869, Louise tenía un rol activo en la gestación del movimiento anarquista mientras dirigía una escuela que ella misma había fundado, que contaba con un comedor para niños carenciados.

Uno de los momentos más destacados de su inquieta, generosa e intensa existencia data de 1871, cuando lideró un batallón femenino para defender la Comuna de París[9]. Vestida de guardia, respondió disparando cuando las tropas del gobierno abrieron fuego contra la multitud. Luego de ser acusada de intento de derrocar al gobierno e incitar a los ciudadanos a tomar las armas, fue condenada al destierro en Nueva Caledonia[10].

La época en prisión, lejos de doblegarla, la fortaleció: al salir, se sumó a la lucha local por la independencia política de esta colonia, aprendió la lengua de los nativos y comenzó una labor educativa. Paralelamente, realizó una investigación exhaustiva sobre la flora y la fauna de la isla, y la envió al Instituto Geográfico de París.

Para entonces, y lejos de ser una desconocida, Louise se había convertido en una líder importante (se atribuye a ella la creación de la famosa bandera negra que

---

9   La Comuna de París fue un movimiento insurreccional de corte anárquico-marxista que gobernó dicha ciudad durante aproximadamente dos meses (en 1871) después de la caída de Napoleón III. Luego de ser reprimido en forma sangrienta, se formó la Tercera República Francesa, que se extendió hasta la Segunda Guerra Mundial.

10 Nueva Caledonia es un archipiélago de Oceanía que continúa bajo soberanía francesa.

identifica a los anarquistas). Cuando regresó a París en 1880, luego de ser amnistiada con otros revolucionarios, comenzó a dar conferencias alentando los principios de la Comuna.

Posteriormente fue herida con dos tiros en la cabeza por un monárquico y arrestada una y otra vez por sus discursos incendiarios hasta que se exilió en Londres.

Louise pasó sus últimos años alternando entre esta ciudad y París, donde fundó el periódico *Le libertaire* y siguió de cerca la edición de sus propias obras. Con una fortaleza difícil de imitar, a los 70 años continuaba recorriendo Francia dictando conferencias.

Según las crónicas de la época, miles de personas asistieron en París a su funeral, y otras (calculan que unas cien mil) la acompañaron siguiendo sus exequias durante su recorrido final hacia el cementerio de Levallois.

CAPÍTULO 6

Inteligencia social, emoción e intuición en el cerebro femenino

Pensar, intuir, sentir y actuar en el universo femenino

La inteligencia social de la mujer, al igual que la emocional, se manifiesta en una manera de vivir e interactuar caracterizada por el registro de los sentimientos de los demás y las habilidades para comunicarse eficazmente con ellos.

Su cerebro está especialmente dotado para el desarrollo de estas capacidades, y es cuestión de observarla para notar que las aplica de modo empático y entusiasta, contagiando su motivación, ya sea en el hogar (son muchísimas las que tienen un motor que jamás se detiene a la hora de impulsar inversiones, mejoras, mudanzas) como en los ámbitos sociales y políticos en los que se destaca.

Para hallar un ejemplo sobre este magnífico potencial del cerebro femenino, es suficiente con leer sobre la vida de Eleanor Roosevelt, que se ganó el reconocimiento y la admiración de millones de personas por defender los derechos de las mujeres, los afroamericanos, los niños y los inmigrantes pobres. Más aún, en varias ocasiones lo hizo "poniendo el cuerpo" como maestra y voluntaria en distintas agrupaciones sociales.

El cerebro femenino en acción

Eleanor Roosevelt

(1884-1962)

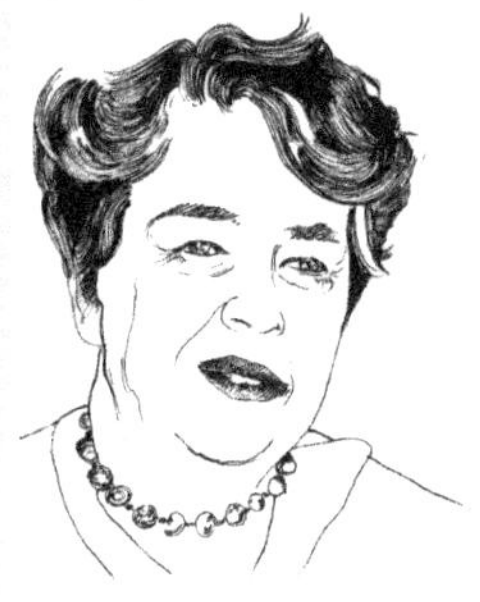

Estadounidense.

Diplomática, escritora, feminista y activista por los derechos humanos.

Primera Dama durante la presidencia de su marido, Franklin Roosevelt, brilló con luz propia y se constituyó en una de las líderes mundiales de mayor influencia en el siglo XX.

Tuvo una participación activa en la defensa de los derechos de los afroamericanos, fue voluntaria en la educación de inmigrantes pobres, en la Cruz Roja y en la Marina (durante la Primera Guerra Mundial).

Participó en varias organizaciones de mujeres y tuvo un rol central en la formación de las Naciones Unidas y la Casa de la Libertad.

Se la considera mentora de la Declaración Universal de los Derechos Humanos de la ONU. En 2014 recibió el Premio Nobel de la Paz junto al hindú Kailash Satyarthi, por su inquebrantable lucha por los derechos de los niños y las niñas a la educación.

En 2013 fue considerada una de las personalidades más influyentes del mundo.

¿Qué ocurre en el cerebro?

Desde la perspectiva anatómica, la inteligencia social involucra el funcionamiento de sistemas que interactúan con las emociones y se alimentan mutuamente con gran eficacia.

Este fenómeno es potenciado por la neuroplasticidad, dado que los cambios en la relación con la naturaleza y los semejantes provocan modificaciones en el cerebro, actuando como fuerzas que impulsan su desarrollo.

En el universo femenino, las reacciones emocionales y sociales comenzaron a desarrollarse desde la prehistoria y hay muchas que no se han modificado. Por ejemplo, una mujer de la época de las cavernas tardaría segundos en poner a sus hijos en un lugar seguro ante una tormenta eléctrica, y lo mismo haría una neoyorkina del siglo XXI.

Hoy sabemos que lo que se suele denominar "instinto" refiere, en realidad, a atajos que toma el cerebro, porque el pensamiento racional puede poner en peligro la vida debido a que requiere demasiado tiempo de procesamiento. Afortunadamente, son los impulsos gobernados por el cerebro emocional los que dirigen la conducta hacia la acción más adecuada.

¿Qué entendemos por inteligencia social?

La **inteligencia social** se manifiesta en el trato cotidiano que establecemos con todas las personas con las que nos relacionamos: compañeros de trabajo y de actividades deportivas, alumnos, profesores, amigos... incluso con desconocidos.

Abarca no solamente la capacidad para generar relaciones satisfactorias con otros individuos (componente de la inteligencia emocional), sino también las habilidades que permiten interpretar las expresiones de los demás para inferir su conducta y responder adecuadamente, lo cual significa, entre otras cosas, descubrir intenciones, evitar engaños y llevarse mejor con todo el mundo.

Este tipo de inteligencia se relaciona con la **cognición social**, es decir, con la capacidad para interpretar adecuadamente los signos sociales y responder de manera apropiada durante las interacciones.

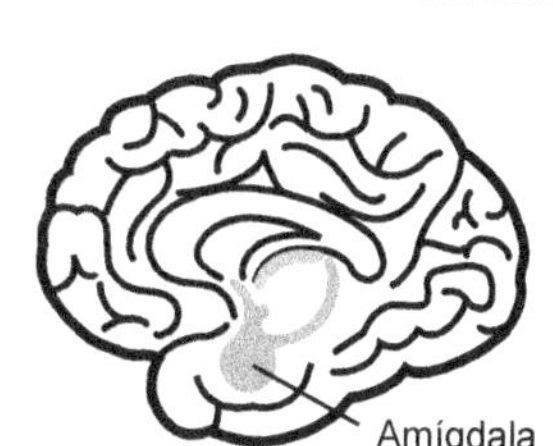

El rol de la amígdala en la cognición social es estudiado intensamente bajo el paraguas conceptual de la Teoría de la mente, esto es, de la habilidad para comprender y predecir la conducta de los demás, así como también sus intenciones.

Por ejemplo, qué comunican determinadas expresiones no verbales, como las microexpresiones faciales, los gestos con las manos, los movimientos del cuerpo, la mirada, la postura, etcétera.

En estos procesos interviene activamente la amígdala cerebral, que asigna contenidos emocionales a los estímulos que van ingresando por los sistemas sensoriales.

Junto a otras estructuras, como algunas regiones del lóbulo temporal, la corteza órbito-frontal y la corteza somatosensorial derecha, la amígdala desempeña un rol fundamental en las relaciones que una persona establece con las demás.

Habilidades femeninas relacionadas con la cognición social

Las habilidades relacionadas con la cognición social son comunes para ambos sexos, sin embargo, y con muy pocas excepciones, la mujer cuenta con ventajas importantes con relación al hombre.

Las siguientes son las principales.

- **Reconocimiento facial de emociones en el otro**

Durante los primeros tres meses de vida, la capacidad de contacto visual y ob-

►► La cognición social es una habilidad producto de la inteligencia social y está estrechamente relacionada con la empatía.

Su funcionamiento depende de las neuronas espejo, que participan en todos los procesos vinculados a la interacción humana, particularmente en la capacidad de ponerse en el lugar del otro, reconocer sus pensamientos y emociones, e interpretar sus acciones.

servación de rostros de las mujeres supera notablemente a la de los varones. Los escáneres revelan que en la comunicación cara a cara ellas activan (en promedio) entre catorce y dieciséis puntos para decodificar palabras, cambios en el tono de voz y señales no verbales. En el hombre, esta activación se reduce a cuatro, a lo sumo, siete puntos[1].

Nuevamente, esta característica remite al fenómeno de neuroplasticidad, es decir, a la forma en que el estilo de vida ha ido moldeando el cerebro: *el masculino ha evolucionado para dedicarse principalmente a tareas espaciales, y el femenino a las de comunicación.*

- **Captación de la falsedad y la ironía**

Los seres humanos tendemos a pensar que las personas que conocemos dicen siempre la verdad, cuando no siempre es así. Ello se debe básicamente a tres razones:

> ➤ Gran parte de los procesos mentales son no conscientes, por lo cual muchas veces decimos algo "creyendo" que es verdad.

> ➤ Existen mentiras intencionales para no herir al otro, para zafar de una situación, obtener algo que se quiere, controlar las acciones de los demás, justificar un comportamiento, ganar una elección, etc.

> ➤ Muchas mentiras garantizan la supervivencia: a nadie se le ocurriría decirle a una persona "tu hijo es feo", a una suegra: "te detesto", a un jefe: "quisiera que te vayas en el próximo viaje a Marte".

Las mujeres parecieran tener un entrenamiento innato para detectar las señales que indican que el otro está ocultando la verdad, o bien, que se está expresando en forma irónica. Ello se debe (en parte) a sus grandes habilidades para interpretar el lenguaje no verbal y las expresiones faciales de sus interlocutores.

- **Empatía**

La habilidad para comprender los estados emocionales de los demás y ponerse en su lugar es notable en las mujeres.

Para comprender las diferencias con relación al varón, es importante distinguir entre los dos tipos de empatía que estudian la neuropsicología y la neurociencia: la empatía cognitiva y la empatía emocional.

---

1 Pease, Allan; Pease, Bárbara: *Por qué los hombres no se enteran y las mujeres necesitan más zapatos.* Booket, Barcelona, 2007.

<table>
<tr><td>

Empatía cognitiva

Es la capacidad de conocer lo que otro está pensando o sintiendo sin que ello genere un sentimiento asociado a dicho estado. Por ejemplo, cuando una persona registra que otra está mal, pero lo procesa como información, no siente pena ni se preocupa.

</td><td>

Empatía emocional

Es la capacidad de sentir algo similar a lo que está sintiendo el otro, por ejemplo, cuando se experimenta un sentimiento de pena al observar tristeza en el rostro de un amigo o un compañero de trabajo.

</td></tr>
</table>

Los hombres activan predominantemente los neurocircuitos de la empatía cognitiva, mientras que las mujeres activan con superioridad los de la empatía emocional.

Las niñas que aún no han cumplido un año captan los estados de angustia o tristeza de otras personas mucho mejor que los varones, y lo harán durante toda la vida. Cuando son pequeñas, se acercan y actúan cariñosamente con quienes perciben que están tristes o angustiados, y responden más que los niños cuando escuchan el llanto de un bebé.

En general, las investigaciones corroboran que los hombres tienen una menor respuesta empática en comparación con las mujeres y que, normalmente, estas experimentan y relatan con mayor intensidad sus estados emocionales. Por ello, si en el momento en que una pareja experimenta una emoción desencadenada por el mismo hecho pudiéramos introducirnos en el interior de sus cerebros, veríamos que hay mayor actividad en el femenino.

- **Habilidades de comunicación**

Las diferencias cognitivas y emocionales entre hombres y mujeres se manifiestan también en la forma en que ambos sexos establecen patrones de comunicación a través del lenguaje y en su habilidad para interpretar lo que realmente dicen sus interlocutores (lenguaje verbal y no verbal).

Biológicamente, la mujer está mejor dotada que el hombre para la comunicación debido a que desarrolló mejor las partes del cerebro que permiten articular el lenguaje con el pensamiento: no solo se observa superioridad femenina en temas relacionados con la gramática, sino también en la forma y los tonos de voz que utiliza para comunicarse.

Ya hemos visto que el cuerpo calloso (el haz de fibras nerviosas que comunica los hemisferios cerebrales) tiene más volumen en las mujeres, y las neurociencias confirman que las zonas cerebrales relacionadas con el lenguaje son entre un 20% y un

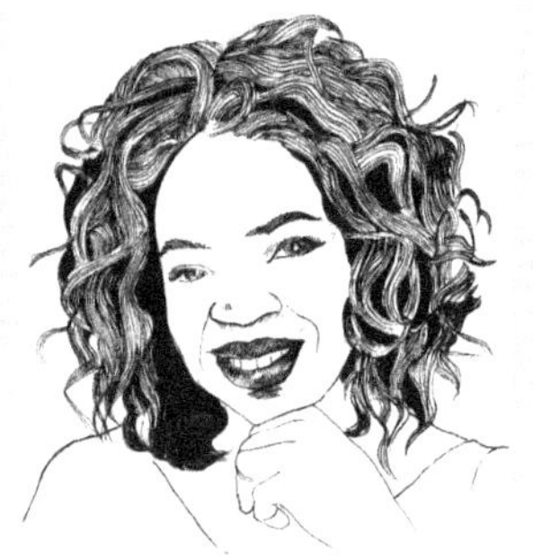

El cerebro femenino en acción

Oprah Winfrey

(29 de enero der 1954)

Estadounidense.

Presentadora de televisión, actriz, filántropa y empresaria, es la afroamericana más influyente en los medios televisivos.

Sobreviviente de una infancia y adolescencia caracterizadas por la pobreza y los abusos sexuales, se convirtió en una de las mujeres más poderosas y ricas del mundo. Hizo una meteórica carrera en los medios de comunicación (su programa de entrevistas es el más visto en la historia de la televisión), innovó la industria y creó su propio canal, Oprah Winfrey Network, junto con Discovery Communications.

A su enorme influencia se atribuye el éxito de la campaña por la cual Barak Obama llegó a la presidencia de los Estados Unidos y el declive de varios famosos denunciados por acoso sexual, contra los cuales emprendió una verdadera cruzada como activista del movimiento contemporáneo *MeToo*.

30% más grandes que las de los hombres y, más aún, se distribuyen en ambos hemisferios. Ello les otorga grandes ventajas para desempeñarse con eficacia en áreas como relaciones públicas, educación y política, entre otras.

En líneas generales, dado que hablamos siempre en promedio:

> La configuración morfológica del cerebro femenino, moldeada por la neuroplasticidad durante la evolución, hace que las mujeres:
>
> - Sean más proclives al diálogo que los hombres.
> - Lean con más facilidad todo lo que otro les transmite más allá de sus palabras.
> - Recuerden durante años detalles que tienen que ver con emociones.

La periodista Teresa Viejo, en su divertido libro *Hombres, modo de empleo*, señala acertadamente que la mujer tiene más facilidad para los idiomas, la comprensión de textos y la fluidez verbal, así como también para insertar varios temas en una misma conversación y utilizar gran cantidad de estímulos sensoriales y emocionales cuando realiza una disertación, expone sus ideas o argumenta ante una situación determinada[2].

El rol de las neuronas espejo

Las habilidades sociales dependen en gran parte de las neuronas espejo, no solo porque son células imprescindibles para los procesos de aprendizaje por imitación, sino también por su importante rol para interpretar las emociones y la conducta de los demás.

---

2   Viejo, T.: *Hombres, modo de empleo*. Editorial Martínez Roca, Madrid, 2006.

En general, se encuentran en la denominada área de Broca (que es la región principal del lenguaje) y en otras zonas de la corteza cerebral, incluyendo las relacionadas con la visión y la memoria.

Las investigaciones de su descubridor, Giacomo Rizzolatti, concluyen en que hay un vínculo entre los movimientos relacionados con acciones intencionales propias y, asimismo, con la capacidad para comprender las de los demás[3].

> *Somos criaturas sociales. Nuestra supervivencia depende de entender las acciones, intenciones y emociones de los demás.*
>
> *Las neuronas espejo nos permiten entender la mente de los demás, no solo a través de un razonamiento conceptual, sino mediante la simulación directa. Sintiendo, no pensando.*
>
> Giacomo Rizzolatti
> Neurobiólogo italiano,
> descubridor de las neuronas espejo.

►► El descubrimiento de las neuronas espejo se considera esencial para entender cómo utilizamos el lenguaje corporal (expresiones, gestos y posturas), tanto para comunicar nuestros sentimientos e intenciones como para comprender los de los demás.

Dado que el cerebro femenino tiene mayor cantidad de neuronas espejo que el masculino, es más empático y más comunicativo.

Esta característica neurobiológica le ha otorgado a la especie humana una gran ventaja desde el punto de vista de la supervivencia, debido a que comprender las intenciones ajenas es esencial para que una persona desempeñe exitosamente su vida social.

Algunos autores denominan a las espejo "neuronas de la empatía" porque están claramente implicadas en la comprensión de las emociones de los demás.

Con respecto a las acciones, es importante destacar que, **más que entender una acción, estas células participan en la comprensión de la intención de dicha acción**, es decir, **por qué una persona se expresa, actúa, gesticula, etc., de una manera determinada**.

Esta **habilidad para entrar en consonancia con otras personas** se observa con mucha claridad en las mujeres que ejercen puestos de liderazgo: seleccionan con gran eficacia a los miembros de su equipo, logran que compartan su visión y que se comprometan en el alcance de determinados objetivos. Un fenómeno similar se observa en aquellas que se convierten en *influencers* en las redes sociales (un ejemplo, Kylie Jenner).

---

3   La atribución de pensamientos e intenciones a los demás se conoce también como Teoría de la Mente.

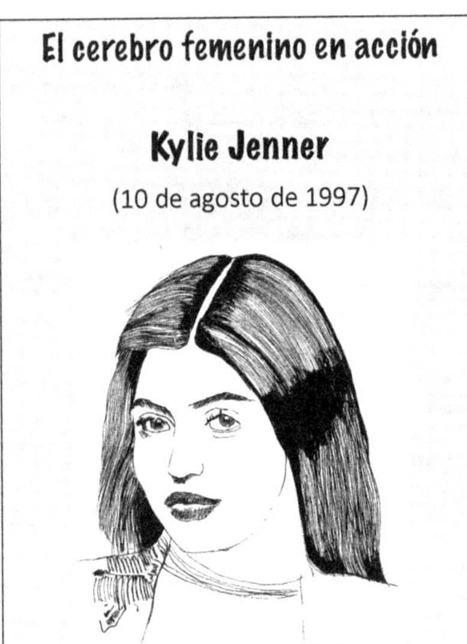

Empresaria, diseñadora y modelo estadounidense.

Amasó una fortuna mediante publicaciones patrocinadas en redes sociales y con su propia marca de cosméticos.

A los 21 años tenía cerca de 120 millones de seguidores en Instagram y se convirtió en la multimillonaria más joven de la historia, superando a Mark Zuckerberg (fundador de Facebook), quien alcanzó esa posición a los 23 años.

El fenómeno de las "influencers"

Muchas personas facturan millones porque cuentan con una enorme cantidad de seguidores que tratan de imitarlas consumiendo las marcas que ellas exhiben en las redes sociales. Este tipo de acciones (las de los seguidores) son impulsadas por las neuronas espejo.

El porcentaje de participación de las mujeres con relación al de los varones como *influencers* es muy importante, aun cuando las estrellas del fútbol y algunos cantantes acumulen más millones de seguidores.

Por ejemplo, entre los 25 *influencers* más destacados del mundo en 2017, un 64% estuvo integrado por mujeres. En los Estados Unidos ese porcentaje llegó nada menos que al 76%[4].

Si bien los números de las celebridades son altísimos y significativos, por eso están en los primeros puestos de rankings como el de Forbes, muchas mujeres que han sido capaces de despertar el interés en un tema determinado, contagiando su motivación y su entusiasmo, aprovechan su perfil para orientar tendencias de consumo[5]. Es el caso de las *microinfluencers*, que ganan mucho dinero a través de sus redes sociales.

Tengamos presente que varios productos y servicios actúan como espejos en los que las personas desean verse reflejadas, esto es, "espejadas". Por ello,

> ▸ Conocer el funcionamiento de las neuronas espejo ayuda a comprender el éxito de las *influencers* y explica por qué muchas mujeres orientan eficazmente a sus seguidores para que adquieran los productos y las marcas que ellas proponen.

---

4   En 2017, el futbolista Cristiano Ronaldo contaba con 297 millones de seguidores entre sus cuentas de Facebook, Instagram y Twitter. Le siguió un cantante, Justin Bieber, con aproximadamente 280 millones de seguidores. Fuente: *EuropaPress*, Madrid, 02/11/2017.

5   Un *influencer* es una persona con capacidad para inducir, a través de las redes sociales, a que sus seguidores utilicen una marca determinada.

muchas mujeres jóvenes quisieran verse como Kylie Jenner mientras que otras se cuidan para llegar a la madurez siguiendo las pautas de alimentación, el estilo de vida y los ejercicios que promueven *influencers* de más de 60 años.

La intuición en el cerebro femenino

La *intuición* puede pensarse como una especie de voz interior que nos habla cuando percibimos un hecho o situación con absoluta independencia de los procesos conscientes[6]. Es todo eso que solemos describir como corazonada, presentimiento, instinto, y funciona de manera mucho más rápida que el reconocimiento consciente del entorno, ahorrando energía cerebral.

Dado que se trata de un fenómeno que involucra al pensamiento, la acción y la emoción, existen varios tipos de intuición aunque, aparentemente, confluyan en uno solo.

Por ejemplo, cuando la intuición es generada por la acumulación de conocimientos y actúa como una especie de memoria no consciente, se denomina "experta". Un muy buen ejemplo es el que proporciona Malcolm Gladwell sobre un especialista en arte que, de un simple *vistazo,* detectó que una pequeña escultura antigua de origen griego (denominada *kurós*) era falsa[7].

También se considera intuitiva a la persona que tiene capacidad para detectar rápidamente en quién puede confiar y en quién no, un tema en el que la mujer ha demostrado superioridad y se estudia bajo el paraguas de la Teoría de la Mente (habilidad para predecir las intenciones y la conducta de los demás). Aunque, en apariencia, pueda ser emocional, este tipo de intuición implica un desempeño cognitivo óptimo, de otro modo no sería posible generar una representación mental para deducir lo que puede estar pensando o sintiendo otra persona.

Algunos especialistas atribuyen a un tipo de intuición, que denominan "estratégica", la habilidad para tomar decisiones en milésimas de segundos sin planificación ni análisis riguroso de información. Acertadamente, citan como ejemplo a Napoleón, quien, en vez de diagramar las batallas, se desplazaba con su ejército hasta encontrar una situación que le permitiera tomar decisiones y dar órdenes rápidamente.

La intuición estratégica implica también un tipo de "conocimiento intuitivo", dado que la solución (o conclusión) se presenta de repente y no necesita de la reflexión ni

---

6   El cerebro masculino también es intuitivo, pero en un grado mucho menor.
7   Gladwell, M.: *La inteligencia intuitiva.* Editorial Taurus, Barcelona, 2017.

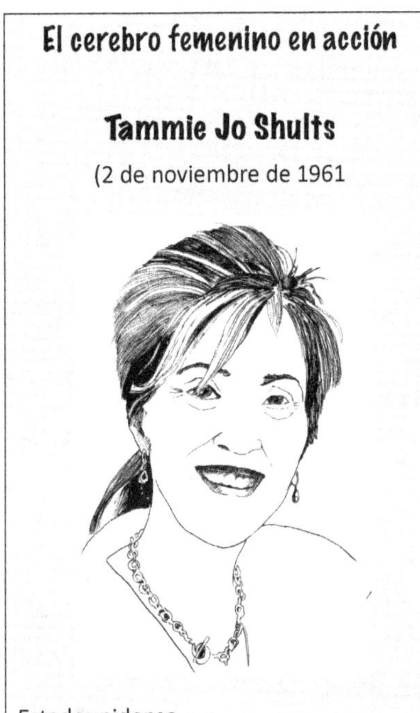

Estadounidense.

Piloto de aviación.

Fue una de las primeras mujeres en pilotear aviones de combate (cazas) en la Marina estadounidense.

Como piloto comercial, se hizo mundialmente conocida en 2018, cuando aterrizó un avión de Southwest Airlines luego de que un motor explotara en pleno vuelo, provocando que una pasajera fuera succionada.

Su serenidad para controlar la situación fue ampliamente elogiada por los especialistas, al igual que su eficacia.

de la experiencia presente, por ello se la asocia acertadamente con el trabajo metaconsciente que realiza el cerebro.

Precisamente, uno de los descubrimientos más interesantes sobre el funcionamiento de este órgano tiene que ver con procesos que nos llevan a decidir sin que sepamos que ya lo hemos hecho, y en ello tienen una enorme influencia las intuiciones.

Intuición y emociones en la toma de decisiones

En todo proceso de toma de decisiones de apariencia intuitiva confluyen aspectos cognitivos (que dependen de las funciones ejecutivas del cerebro) y aspectos emocionales (comandados por estructuras del sistema límbico, principalmente la amígdala).

Tomando como referencia las conclusiones del prestigioso neurocientífico Antonio Damasio, los emocionales son los más importantes porque actúan como una especie de brújula que antecede al componente cognitivo.

El caso de Tammie Jo Shults es uno de los mejores ejemplos que puedo citar para la comprensión de los temas que abordamos en este apartado, y posiblemente sea conocido por la mayoría de los lectores de esta obra. No obstante, lo relataré con mayor grado de detalle para aquellos que no lo hayan leído.

En 2018, un avión de Southwest Airlines que cubría la ruta Nueva York-Dallas tuvo una falla en uno de sus motores poco después de despegar[8]. Luego de una

---

8 http://www.lavanguardia.com/sucesos/20180417/442666509973/aterrizaje-emergencia-philadelphia-motor.html;

> ▶▶ Más del 90% de las decisiones son tomadas primero por zonas metaconscientes y luego trasladadas al plano consciente.
>
> Este fenómeno se produce en todos los seres humanos, independientemente del género.

explosión, estalló una de las ventanillas, volaron esquirlas de metal, cayeron las máscaras de oxígeno y una pasajera fue succionada debido al desprendimiento de un vidrio.

De las notas publicadas en la prensa se desprende el clima de terror que se vivió a bordo: "Los pasajeros intentaron en vano cerrar el agujero de la ventana mientras el avión comenzaba a caer y oscilaba en turbulencias. Las azafatas lloraban mientras daban instrucciones a los pasajeros para un aterrizaje de emergencia". "Fue como una caída libre, una experiencia escalofriante".

En ese caos, hubo una persona que logró mantener la calma de principio a fin, Tammie Jo Shults, la mujer que piloteaba el avión[9].

Todas las crónicas coinciden en que logró hacerlo con una serenidad difícil de imitar. Posiblemente hayan sido sus experiencias en la Marina estadounidense las que, como intuición experta, actuaron desde las profundidades de su mente, orientando las decisiones que fue tomando segundo a segundo, porque no hay forma de que, conscientemente, su cerebro pudiera emplazar semejante cantidad de información en tan poco tiempo.

Este tipo de intuición no se manifiesta solamente en hazañas extraordinarias (como la descripta), sino también en algunas decisiones cotidianas que tomamos a lo largo de la vida.

Por ejemplo, antes de que una mujer ponga un pie en el suelo porque escuchó a su niña llorar durante la noche, su cerebro ya sabe el tipo de movimiento que va a hacer. La neurociencia contemporánea ha corroborado este tipo de situaciones con varios experimentos (lo que varía levemente es la cantidad de segundos con que se produce la anticipación)[10].

Si bien este fenómeno es común en ambos sexos, cuando hay un niño de por medio se potencia, particularmente en el cerebro femenino, dejando en claro que la conducta humana no es tan racional como se pensaba.

Retomando el ejemplo de Tammie: detrás de cada decisión que tomó, había un conjunto de re-

> Las diferencias en las funciones hemisféricas comienzan a registrarse desde edades muy tempranas: las niñas tienen un cuerpo calloso más grande que el de los niños, por lo tanto, tienen más conexiones entre las dos mitades del cerebro.

---

9 https://www.nacion.com/el-mundo/interes-humano/tammie-jo-shults-la-heroina-del-vuelo-de/BNY4D5WBOFH2PHVQTEDODNQX6Y/story/

10 Véase Braidot, N.: *Cómo funciona tu cerebro.* Planeta, Barcelona, 2013.

laciones que su cerebro consciente era incapaz de captar. Obviamente, los procesos aparentemente intuitivos que conducen a acciones exitosas se relacionan con conocimientos previos, de hecho, ningún piloto sin experiencia hubiera podido concretar semejante hazaña.

Otra razón por la cual la inteligencia intuitiva está más desarrollada en las mujeres que en los hombres se debe a que el hemisferio izquierdo femenino tiene más acceso al derecho (y durante más tiempo) que el masculino. Este fenómeno se explica (en parte) porque el cuerpo calloso femenino es más ancho que el masculino.

En el nivel neuronal, si bien intervienen varios procesos cerebrales en el pensamiento intuitivo y algunos especialistas están convencidos de que se origina en el neocórtex, la neurociencia también está poniendo el foco en el funcionamiento de las glándulas pituitaria y pineal, que regulan gran parte del flujo hormonal.

Por ejemplo, la glándula pituitaria (o hipófisis), de la que dependen importantes procesos biológicos, interviene en el desarrollo de vínculos sociales y en la liberación de oxitocina. En el caso de la mujer, esta hormona provoca las contracciones uterinas durante el parto y se segrega en mayor cantidad durante la lactancia. En las investigaciones sobre la conexión con los demás, el amor y otro tipo de emociones positivas, la oxitocina es una de las sustancias más estudiadas.

La glándula pineal (que regula el ritmo cicardiano e induce el sueño) es una estructura involucrada en el estado energético del cerebro, lo cual repercute en el organismo, la creatividad, la motivación, la autorrealización y otros factores clave de la vida intelectual y emocional. Su rol en la intuición parece ser muy importante, hasta tal punto que algunos analistas la llaman "el ojo interior" o "el tercer ojo".

Para las neurociencias, la glándula pineal es una usina generadora de energía, y se ha constatado que su correcto funcionamiento retarda el envejecimiento, a la vez que aumenta la capacidad para superar el estrés. En el ámbito de la física cuántica, algunos especialistas afirman que su activación podría llevar al ser humano a experimentar cambios muy importantes, actuando como motor de desarrollo del potencial intuitivo.

En el universo femenino, cualquiera de las biografías que se citan en esta obra permite deducir que estas maravillosas mujeres no tuvieron "tiempo", sino la intuición suficiente para sortear obstáculos, resolver problemas y tomar decisiones acertadas en medio de verdaderas encrucijadas y tempestades.

La influencia de la maternidad

Tal como anticipé en apartados anteriores, la neurociencia ha comprobado que la capacidad femenina de intuición se potencia con la maternidad.

Por ejemplo, una investigación realizada por el Hospital del Mar y la Universitat Autònoma de Barcelona en la que

> Como resultado de las experiencias que implica la maternidad, el cerebro femenino reacciona a una velocidad sorprendente.
>
> Lo que solemos denominar "intuición maternal" no es otra cosa que un conjunto de cambios cerebrales que llevan a la mujer a decidir con gran eficacia, y no solo en situaciones que impliquen el cuidado de sus niños.

participaron 25 mujeres cuyo cerebro fue estudiado durante cinco años (antes y después del primer embarazo) reveló que el cambio sustancial en las prioridades que genera la maternidad modifica la materia gris, eliminando lo prescindible y adaptando el cerebro para que responda rápida y acertadamente al objetivo de proteger y entender al niño[11].

Otras investigaciones revelan que la maternidad contribuye a estimular la inteligencia intuitiva y la velocidad mental.

Por ejemplo, la periodista estadounidense Katherine Ellison (ganadora de un Premio Pulitzer) realizó una extensa investigación que culminó con la publicación de su libro *The Mommy Brain*.

Luego de analizar una infinidad de casos y leer varias investigaciones científicas, Ellison llegó a la conclusión de que la llegada de un bebé hace que las mujeres se vuelvan "más sensibles, eficientes, alertas, motivadas y organizadas"[12]. Otros trabajos realizados en el ámbito de las neurociencias llegaron a resultados similares, que sintetizo en el cuadro siguiente:

Influencias de la maternidad en la intuición femenina

- Mejora la percepción sensorial.
- Aumenta la inteligencia emocional.
- Potencia la inteligencia intuitiva.
- Agudiza el sentido de alerta (arousal).
- Mejora los mecanismos atencionales, particularmente, la atención dividida.
- Desencadena el desarrollo de un conjunto de habilidades especiales para el *multitasking*.
- Influye en la motivación: el impulso para defender a sus hijos convierte a la mujer en más competitiva en los ámbitos en los que se desempeña.

---

11 Ezeline, H. *et al.*: Pregnancy involves long-lasting changes in human brain structure, *Nature Neuroscience*. DOI: 10.1038/nn.4458 2017 Feb;20(2):287-296, y en https://www.ncbi.nlm.nih.gov/pubmed/27991897

12 Ellison, K.: *The Mommy Brain. How Motherhood Makes Us Smarter Publisher*. New York Basic Books, New York, 2005. ISBN: 0786722207.

Evidentemente, la experiencia de estar la mayor parte del tiempo en estado de alerta debido a la crianza de un niño agudiza los sentidos y prepara a la mujer para tomar decisiones en milésimas de segundos en todos los ámbitos en los que se desempeña.

A nivel cerebral, este proceso está regulado por el sistema de activación reticular (SARA), que se ocupa de los ciclos de sueño y vigilia (entre otras funciones muy importantes) y está estrechamente relacionado con los mecanismos de la atención.

Durante la crianza, es común que haya activaciones constantes de este sistema impulsadas por las emociones intensas que experimenta la mujer. Por ejemplo, si está durmiendo y el niño llora, este estímulo llegará rápidamente a su tálamo que, a su vez, activará el SARA y este algunas zonas ubicadas en los hemisferios cerebrales "despertando" a su corteza o, lo que es lo mismo, despertándola a ella.

Por eso podemos decir que cuando los niños son muy pequeños la mujer "duerme con un ojo abierto".

En síntesis:

La inteligencia intuitiva está completamente relacionada con la habilidad para tomar decisiones en milésimas de segundos y, lo que es más importante: "acertadamente".

En la siguiente gráfica se resumen sus principales características.

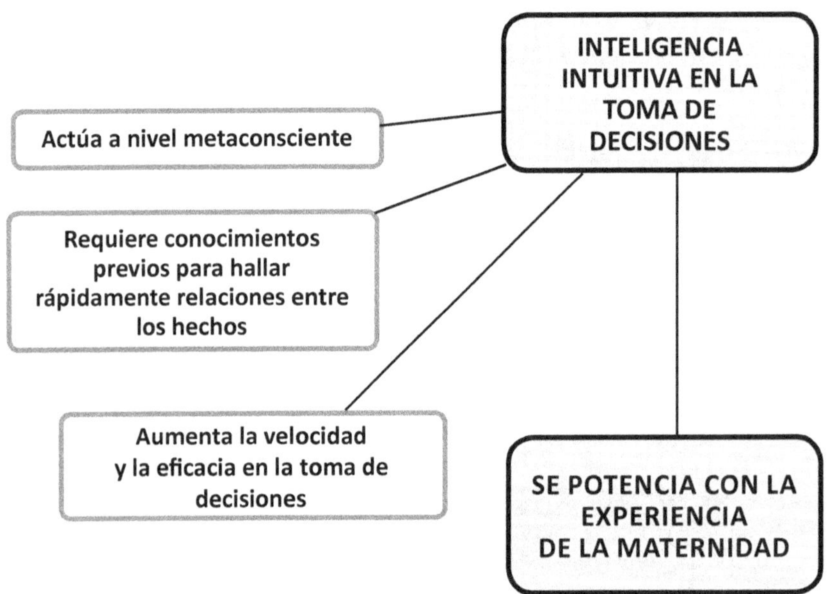

Mujeres admirables: Hedy Lamarr

Hedwig Eva Maria Kiesler es conocida popularmente como Hedy Lamarr, "la actriz que inventó el wireless", el sistema sin cables que permite (entre otras aplicaciones) que podamos utilizar WiFi y comunicarnos a través de teléfonos móviles.

Hija de un banquero y una pianista, nació en Viena en 1914. Durante su formación (llegó a tocar el piano a la perfección y cursó algunos años de ingeniería) fue considerada una persona con una inteligencia superior.

Su paso a la historia como inventora comenzó en la Segunda Guerra Mundial, cuando se propuso idear un sistema de comunicaciones que no pudiera ser interceptado por el enemigo. Su profunda aversión por el nazismo enraizaba no solo en su origen judío, sino también en lo que había escuchado mientras estuvo casada con el traficante Fritz Mandl, quien vendía armas a Hitler y Mussolini.

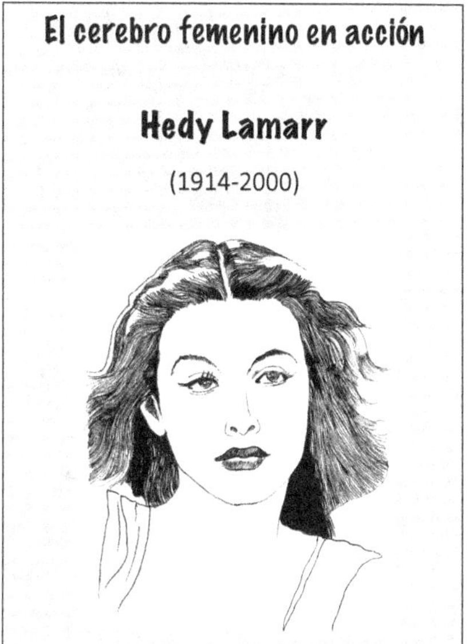

Actriz e inventora de nacionalidad austríaca y estadounidense.

Inventó un sistema que se convirtió en precursor de la comunicación inalámbrica que utilizamos en la actualidad.

En la historia del cine, fue la primera mujer en hacer un desnudo y actuar un orgasmo en una película.

Considerada una de las figuras más bellas del cine, Hedy alternó su trabajo como actriz con colaboraciones con el gobierno estadounidense proporcionando información sobre lo que había escuchado en su casa de Viena, de la que había tenido que huir.

Su "momento Eureka" llegó cuando conoció al pianista George Antheil, pionero de la sincronización de instrumentos, y se le ocurrió aplicar el principio de la pianola a los torpedos que en ese momento eran dirigidos por radio. Lo que propuso fue utilizar rollos de papel perforado para que la frecuencia de la comunicación fuera saltando entre 88 valores distintos (el número de teclas del piano) en una secuencia que solo conocerían quienes tuvieran la clave. De este modo, se impediría que los mensajes fueran interpretados por los enemigos.

Este invento, patentado con el nombre de "Sistema de comunicación secreta", no fue utilizado por sus destinatarios. Se cree que ello se debe a dos razones:

a) que en ese momento no se comprendió la comunicación inalámbrica;

b) que se subestimó su invento porque Hedy era demasiado bella como para que se tomara en serio su inteligencia.

Afortunadamente, en la década de los años sesenta, su sistema comenzó a implementarse con fines militares y, posteriormente, en los teléfonos móviles y equipos de comunicaciones inalámbricas que utilizamos en la actualidad.

En cine, Hedy alcanzó su momento culminante con el estreno de *Éxtasis* (en 1933), en medio de un escándalo por filmar completamente desnuda. Su vida sentimental estuvo caracterizada por muchos altibajos: se casó seis veces y, cuando llegó al declive de su carrera en el cine, pasó por un período de consumo excesivo de pastillas y obsesión por la cirugía estética.

Los reconocimientos por su invento le llegaron en forma tardía; no obstante, en Austria se celebra el Día del Inventor el 9 de noviembre, en su honor.

CAPÍTULO 7

El cerebro ejecutivo de la mujer en acción

La mujer ejecutiva

La mujer es ejecutiva por naturaleza, independientemente del lugar donde creció, de sus estudios y de su nivel socioeconómico.

En las organizaciones (empresariales, políticas, científicas, gubernamentales, etc.) las investigaciones revelan que un equipo femenino capacitado entre sus cuadros gerenciales siempre conduce a resultados extraordinarios. En la vida familiar, la habilidad ejecutiva de la mujer es tan importante que (en la mayoría de los casos) "todo se desarticula" cuando ella se ausenta por períodos prolongados.

> Normalmente se define como ejecutiva a la mujer que se desempeña en un cargo gerencial o directivo.
>
> Sin embargo, las habilidades ejecutivas de la mujer se manifiestan en todos los aspectos de la vida, independientemente de su formación académica y su nivel sociocultural.

Muchas mujeres trabajan solo por necesidad, mientras que otras encuentran en su trabajo una fuente de autorrealización, un espacio donde su talento se luce y les proporciona placer. A nivel neurológico, estas gratificaciones activan el sistema de recompensas del cerebro, actuando como un círculo virtuoso que las lleva a estudiar más, a hacer más, a comprometerse más.

En cuanto al conflicto típico de roles, afortunadamente la mujer está comprendiendo que la "calidad" es lo más importante en el tiempo que les dedica a sus hijos, es decir, que es preferible una mamá ocupada y feliz que una mamá con mucho tiempo para jugar, pero frustrada por no poder hacer lo que quiere.

Las que alcanzan el equilibrio capitalizan las habilidades para las que han sido naturalmente dotadas en todos los ambientes por donde transitan: son ejecutivas eficaces tanto en las empresas en las que se desempeñan como en la organización y administración de su propio hogar.

Si bien en muchas sociedades estos roles se comparten y la participación masculina es cada vez mayor, la balanza sigue inclinándose hacia la mujer, no solo porque asume la mayor cantidad de tareas en el hogar, sino también porque sigue siendo un pilar indiscutible de este.

Afortunadamente, la teoría evolutiva liberó a la mujer del dogma de la "costilla de Adán" y del "legado de Eva", y cada vez es mayor la participación femenina en la política, la ciencia, fundaciones y organizaciones de todo tipo, sin embargo, la maternidad y las diferencias culturales forman caminos neuronales que van heredando generación tras generación, constituyendo una especie de base anatómica en la que se refleja gran parte de sus capacidades diferenciales con respecto al varón.

El cerebro ejecutivo

Hablar del cerebro ejecutivo implica abordar el tema de las **funciones ejecutivas**, que determinan el desempeño de una persona en todos los ámbitos de la vida, no solo en aquellos donde se le exige productividad, como ocurre en el mundo del trabajo, sino también en lo social y en lo afectivo.

Por ejemplo, cada vez que una mujer organiza el día a día en su hogar, está utilizando sus funciones ejecutivas. Lo mismo ocurre cuando, al llegar a su trabajo, se concentra en un tema, lo estudia, razona, toma decisiones, escribe un informe o emite una opinión.

Dado que son esenciales para resolver problemas, las funciones ejecutivas suelen estar

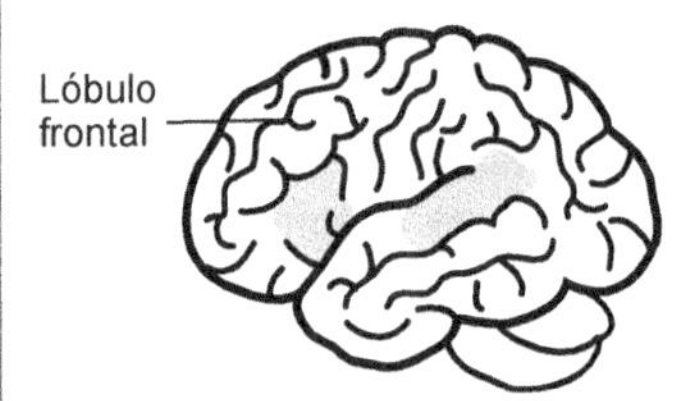

Las funciones ejecutivas, cuyo desempeño depende del buen funcionamiento de los lóbulos frontales, pueden definirse como un conjunto de habilidades de alto orden, implicadas en la generación, la supervisión, la regulación, la ejecución y el reajuste de conductas orientadas a una meta.

En todas las actividades que normalmente definimos como intelectuales, afectivas y sociales están presentes las funciones ejecutivas.

asociadas a la inteligencia, fundamentalmente, a la que se necesita para establecer rápidamente las relaciones entre los hechos, comprenderlos y elegir un curso de acción. Sin embargo, tienen una participación clave en la autonomía, el libre pensamiento, la motivación y las emociones, aspectos que caracterizan a la mayoría de las mujeres admirables que he citado en esta obra.

Cuando las funciones ejecutivas se alteran a causa de una lesión provocada por un daño físico o una enfermedad, la persona afectada tiene dificultades en su vida cotidiana debido a deficiencias en la atención, la concentración y la memoria.

También pueden presentarse problemas para la formulación de metas, la planificación y la administración del tiempo, y carencias en la construcción de relaciones afectivas y sociales.

Los malos hábitos también pueden afectar el desempeño de las funciones ejecutivas, por ejemplo, dormir mal y poco, eludir la actividad física, darle rienda suelta al sobrepeso, consumir drogas y alcohol, vivir con niveles altos de estrés y no hacer nada para evitarlo.

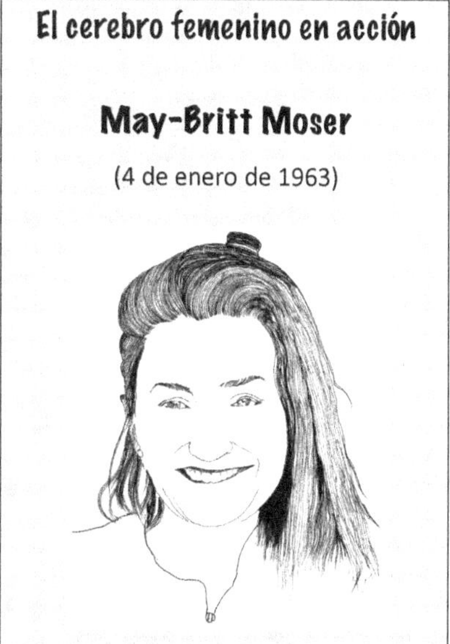

Neurocientífica, psicóloga y académica noruega.

Premio Nobel de Fisiología o Medicina (2014) junto a John O'Keefe y Edvard Moser, por sus descubrimientos de células que constituyen un sistema de posicionamiento en el cerebro, conocido popularmente como el GPS del sistema nervioso.

La corteza prefrontal femenina: funciones e implicancias en la madurez y el desempeño ejecutivo

Tal como se señaló en el apartado anterior, el desempeño ejecutivo depende de los lóbulos frontales, que acertadamente fueron denominados *"los ejecutivos del cerebro"*[1]. De estos lóbulos forma parte la **corteza prefrontal**, que **es mayor en el cerebro femenino y madura antes que en el masculino**. Posiblemente esto último explique por qué las nenas suelen parecer más adultas que los varones de su misma edad.

---

1 Goldbert, E.: *El cerebro ejecutivo.* Editorial Crítica, Barcelona, 2004.

Para visualizar mejor las funciones de la corteza prefrontal, veámoslas en la siguiente imagen:

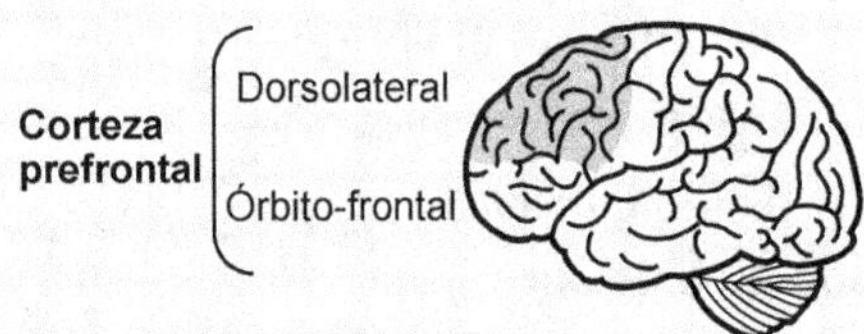

- Es la región cerebral más activa en el desempeño ejecutivo.
- Integra información que permite la adaptación al medio y la resolución de problemas
- Es clave en la capacidad de anticipación, la fijación de metas, el inicio y mantenimiento de acciones.
- Interviene en la toma de decisiones.
- Es clave en la planificación, la definición de estrategias y la elaboración de conceptos e ideas abstractas.
- Participa en mecanismos de atención y en la memoria de trabajo.
- Controla la conducta social y la fluidez verbal.
- Vincula la emoción y la cognición necesarias para llevar a cabo determinadas acciones
- Permite expresar emociones, traduciéndolas en reacciones fisiológicas y facilitando su control consciente.

Una de las investigaciones más exhaustivas sobre la maduración cerebral relacionada con las diferencias de edad y género fue realizada por científicos franceses y españoles sobre neuroimágenes de unas 3.000 personas sanas de ambos sexos, con una franja etaria que iba desde los nueve meses hasta los 95 años. Se llegó a la conclusión de que el cerebro femenino madura antes que el masculino, y que la velocidad a la que se atrofia este órgano es mayor en los hombres que en las mujeres, sobre todo a partir de los 80 años[2].

Otra investigación, en este caso de las universidades de Newcastle y Glasgow (Reino Unido) realizada con 121 voluntarios de entre 4 y 40 años, período en el que se produce la mayor parte de los cambios en las redes neuronales, centró el análisis en las conexiones más largas, es decir, las que enlazan zonas distintas y complejas del cerebro.

---

2   Este estudio se publicó en la revista *Human Brain Mapping*. Fue realizado por la Universidad Politécnica de Valencia (UPV), la Universidad de Valencia (UV) y el Centro Nacional para la Investigación Científica de Francia (CNRS). Los datos de los participantes provenían de bases de datos de nueve instituciones europeas, americanas y australianas. Véase https://www.youtube.com/watch?v=4kIq64z4L0o

Se arribó a las siguientes conclusiones:

- En las mujeres, la organización eficiente de las conexiones más largas en el cerebro se da en una edad más temprana[3].
- Hasta los 40 años, es más probable que el desempeño del cerebro ejecutivo de la mujer sea superior debido a una mayor capacidad para tomar decisiones o reaccionar ante determinados estímulos de una manera más rápida y, al contrario de lo que normalmente se cree, racional.
- La maduración más temprana también puede explicar por qué las relaciones sentimentales con hombres de más edad les resultan más atractivas a muchas mujeres, particularmente cuando son muy jóvenes.

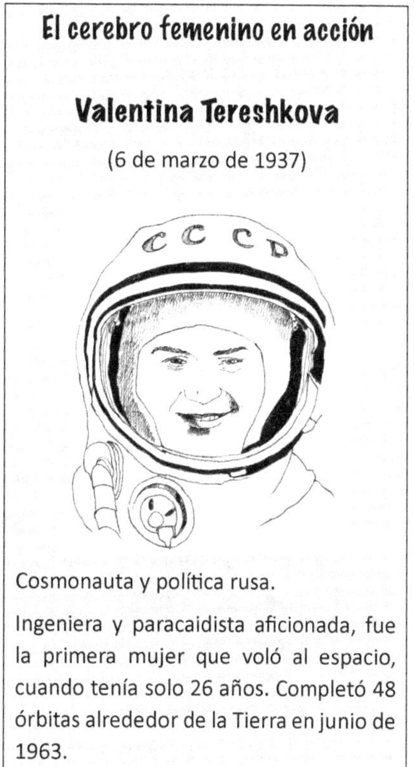

Cosmonauta y política rusa.

Ingeniera y paracaidista aficionada, fue la primera mujer que voló al espacio, cuando tenía solo 26 años. Completó 48 órbitas alrededor de la Tierra en junio de 1963.

El rol de la corteza prefrontal se comprende mejor si se analizan las consecuencias que acarrean sus lesiones, entre ellas: cambios en la personalidad, deficiencias en el desempeño intelectual (fallas en la planificación y en la interpretación de los hechos), pérdida de la expresión emocional (especialmente en el rostro), conducta desinhibida y antisocial, disminución de la creatividad (entre otros).

Los componentes ejecutivos de Lezak en el cerebro femenino

La expresión "funciones ejecutivas" fue acuñada por la científica estadounidense Muriel Lezak, quien las definió como el conjunto de capacidades cognitivas que uti-

---

3 Sol Lim Cheol E. *et al.*: "Preferential Detachment During Human Brain Development: Age- and Sex-Specific Structural Connectivity in Diffusion Tensor Imaging (DTI)". *Data Cerebral Cortex*, Volume 25, Issue 6, 1 June 2015, Pages 1477–1489. https://doi.org/10.1093/cercor/bht333https://academic.oup.com/cercor/article/25/6/1477/299218

> *Una metáfora que habitualmente se utiliza para referirse a las funciones ejecutivas es la de "director de orquesta", debido a que proporcionan un espacio y un contexto en los que el cerebro integra diferentes procesos para alcanzar un objetivo.*
>
> *En este sentido, la mujer lleva una gran ventaja dadas sus habilidades ancestrales para dirigir y coordinar varias cosas a la vez.*

lizamos para alcanzar una meta en el marco de una conducta adaptada socialmente.

Lezak seleccionó cuatro componentes muy interesantes para estudiarlos en el universo femenino: **la volición, la planificación, la acción productiva y el desempeño efectivo**[4].

- **Volición:** es deseo, determinación, voluntad de alcanzar una meta, implica identificar lo que se quiere y trabajar para lograrlo.
- **Planificación:** consiste en identificar, definir y organizar los cursos de acción luego de analizar sus consecuencias posibles.
- **Acción productiva:** se refiere a iniciar, mantener, detener y alternar las conductas destinadas a alcanzar la meta definida.
- **Desempeño efectivo:** involucra la eficiencia de las acciones dirigidas a lograr lo que se ha planificado.

Si lees detenidamente las biografías de mujeres admirables que he seleccionado para esta obra, observarás que todos esos componentes están presentes y son, en gran parte, los que las han conducido al éxito en sus emprendimientos y aspiraciones.

La volición y la acción productiva están estrechamente relacionadas con la admirable resiliencia de las mujeres, es decir, con esa habilidad, con esa fuerza que las impulsa a atravesar situaciones complejas y a veces muy difíciles que, al ser superadas, las convierte en personas con más entereza y sabiduría.

Piensa, por ejemplo, en Indira Gandhi. Al igual que muchísimas mujeres admirables, cambió su foco de atención cuando se presentó un acontecimiento más relevante y modificó sus acciones , ya que las circunstancias le indicaban que el rumbo elegido no era el adecuado, revelando una gran eficacia en los ya mencionados y en otros aspectos clave en el desempeño ejecutivo, entre ellos:

- **Flexibilidad cognitiva:** es la habilidad para cambiar un pensamiento o acción con el objetivo de responder a los cambios del entorno. Esto implica conside-

---

4 Flores Lázaro, J.C.: *Neuropsicología de los lóbulos frontales*. Edit. Univ. J. Autónoma de Tabasco, Villahermosa, México, 2006.

rar múltiples aspectos en forma simultánea, por ejemplo, cuando una dirigente imagina, relaciona, crea y resuelve un problema integrando el conocimiento existente con nuevas situaciones para tomar una decisión.

Esta habilidad femenina es muy estudiada por la neuroeducación, el neuroliderazgo y los programas dirigidos a la creatividad, ya que focalizar en un solo aspecto de la realidad conduce al pensamiento rígido y estructurado, que es uno de los peores enemigos del cerebro.

- **Inhibición o control inhibitorio:** es la capacidad cerebral para suprimir lo que no es conveniente y definir las acciones más adecuadas controlando las respuestas impulsivas y reemplazándolas por otras, mediadas por la atención y el razonamiento. De esto se desprende que la inhibición es una gran aliada de la flexibilidad cognitiva y, sin duda alguna, una característica presente en la mayoría de las mujeres, particularmente en aquellas que por sus logros o hazañas han pasado a la historia.

  En una escala mucho más sencilla, el control inhibitorio es una de las funciones cerebrales que más utilizamos en la vida cotidiana dado que constantemente estamos reformulando nuestra propia conducta.

  Por ejemplo, cuando en vez de enfrentarnos a una persona complicada elaboramos estrategias para lidiar con ella (creo que la más común en el universo femenino es "la suegra"), cuando decidimos aparcar el coche y continuar en el metro porque un embotellamiento nos impide llegar a tiempo, cuando cualquier situación imprevista nos obliga a cambiar nuestros planes o adaptarnos a ella.

Lo cognitivo y lo socio-emocional en el sistema ejecutivo femenino

El alcance de las metas en las que está implicado el sistema ejecutivo incluye componentes de naturaleza cognitiva (como las que utilizaba Amelia Earhart al interpretar los mapas y pilotear su avión mientras cruzaba el Atlántico) y socio-emocional (como la satisfacción que seguramente produce el poder en Angela Merkel).

Estos componentes se ponen de manifiesto todo el tiempo en la vida cotidiana. Por ejemplo, cuando una mujer queda impactada por un hombre utilizará tanto sus habilidades cognitivas (buscando información vía Google y todos los medios posibles sobre él) como las emocionales (para diseñar y poner en acción sus estrategias para seducirlo).

> ►► La capacidad de inhibir acciones que no nos convienen depende de una red extensa distribuida fundamentalmente en la corteza prefrontal.
>
> Varias investigaciones en neurociencias han hallado un mejor desempeño femenino en el control inhibitorio.

Del ejemplo se desprende claramente que la utilización de las habilidades cognitivas, así como también el control inhibitorio, dependen principalmente de la **atención y la memoria**, que son **dos funciones clave en el desempeño del sistema ejecutivo.**

Esto tiene su correlato en la neurobiología, ya que la corteza prefrontal recibe información proveniente de procesos internos (emocionales, motivacionales y somatosensoriales) y se vale de mecanismos como la atención y la memoria para integrarlos y, de este modo, guiar la toma de decisiones y la conducta orientada a una meta.

Dado que la autoevaluación y el autocontrol también dependen de un correcto funcionamiento de este sistema, al ejecutivo se lo suele definir como "el cerebro del cerebro".

Pensar en "él". Las trampas de la memoria emocional en el desempeño ejecutivo de la mujer

Algunos componentes del sistema ejecutivo pueden quedar bloqueados o funcionar con una capacidad reducida debido a la influencia emocional cuando esta es reforzada constantemente mediante el recuerdo.

Tomemos como ejemplo la imagen que ilustra el cuadro de esta página, dado que lo explica a la perfección: "Fuimos un cuento breve que leeré mil veces"[5].

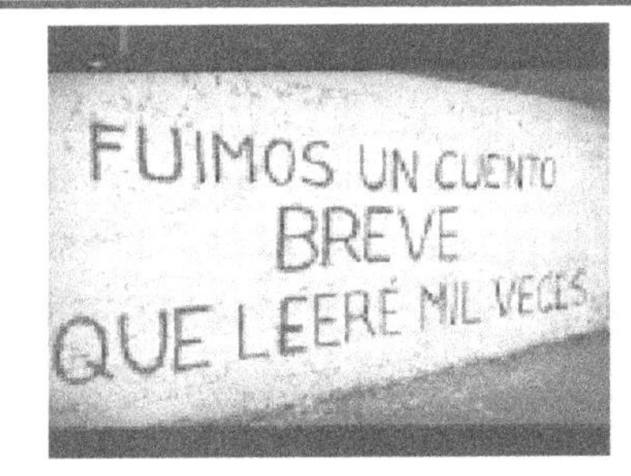

Los amores intensos crean neurocircuitos muy resistentes que se van reforzando a través de los mecanismos de recordación, dificultando el control inhibitorio y la flexibilidad cognitiva.

Teniendo en cuenta que el proceso de consolidación de determinadas memorias se favorece con la evocación continua, muchas mujeres que aman a sus ex tardan mucho tiempo en olvidarlos debido al reforzamiento: piensan en los momentos vividos cuando están solas, cuando charlan con sus amigas, cuando se comunican por Whatsapp, cuando hablan con sus compañeras de trabajo y, si hacen terapia, no habrá otro tema durante la sesión.

---

5   La imagen, de autor desconocido, está en varios sitios de Internet.

Si bien muchos hombres en circunstancias amorosas similares tampoco pueden olvidar a sus ex y suelen experimentar períodos de enorme abatimiento, se recuperan antes porque tienen la habilidad de emplazar otros temas en su mente. En otras palabras, y teniendo en cuenta aquello en lo que se focaliza la atención (proceda del entorno o de los recuerdos):

➢ **La mente femenina crea un universo emocional diferente del que crea la mente masculina, y ello repercute en el desempeño ejecutivo.**

Analicemos tres elementos necesarios para comprender una emoción:

COMPONENTES DE UNA EMOCIÓN		
La experiencia subjetiva	El sentimiento	El componente cognitivo del sentimiento
• La emoción se vive	• La emoción se expresa	• La emoción aporta conocimiento

Dado que el cerebro femenino posee una mayor conexión entre la corteza órbito-frontal y la amígdala que el masculino, esto le juega una mala pasada cuando se trata de olvidar amores intensos: la evocación es constante.

➢ **Mientras que la mujer "no puede dejar de pensar en él" en ningún momento del día, el hombre puede concentrarse en lo que está realizando sin interferencias. Por ejemplo, si está mirando un partido de fútbol, tenis u otro deporte que lo apasione, "ella" difícilmente aparecerá en su mente.**

Tengamos presente que cuando la rememoración se prolonga en el tiempo, se reduce la velocidad del olvido. En estos casos, la evocación competirá con la memoria operativa y los recursos

> *Cuando una emoción intensa invade cuerpo y mente, se deteriora el rendimiento de las funciones ejecutivas.*

atencionales escasos, debido a que estarán absorbidos por un tema relevante: "él". Esto provocará un fraccionamiento del control ejecutivo, disminuyendo la eficacia del desempeño, tanto en el trabajo como en otras actividades de la vida cotidiana.

Además de situaciones como la descripta, un estímulo emocional absorbe mayores recursos ejecutivos cuando existe un nivel de amenaza elevado, interfiriendo dramáticamente en la conducta.

Si la situación es inversa, por ejemplo, en las instancias iniciales del enamoramiento, la fuerte estimulación erótica absorbe a la amígdala, la corteza cingulada anterior, la corteza occipital y la corteza prefrontal, interfiriendo también en el desempeño ejecutivo.

En ambos casos, es decir, ante emociones muy fuertes, se crean determinados neurocircuitos que es complejo desactivar. Afortunadamente, en las situaciones negativas (separaciones, accidentes, guerras, etc.) las neurociencias avanzan para ayudar a las personas que atraviesan momentos tormentosos o que viven atormentadas, como los soldados que no logran superar traumas.

Volviendo al tema del ex, podría pensarse que cuando se forma una nueva pareja "a rey muerto, rey puesto". Sin embargo, las neurociencias han detectado lo siguiente:

➤ **Si bien nosotros cortamos la relación, el cerebro no lo hace tan velozmente como quisiéramos.**

Antoine Bechara, un neurobiólogo experto en las marcas que dejan las emociones en el sistema nervioso, utiliza la expresión "conflicto cerebral" para explicar por qué, aun cuando un hombre o una mujer formen una nueva pareja, su cerebro continuará enviando información sobre la anterior, siempre y cuando se haya tratado de un amor profundo.

Ante un aroma, un sabor, una canción, un espacio que se transitó o cualquier otro estímulo relacionado con un ex, la amígdala se ocupará de activar los marcadores somáticos, generando en el presente emociones vívidas que se experimentaron en el pasado. Este fenómeno, que es más intenso en la mujer dada la perdurabilidad de su memoria emocional, produce los típicos momentos de angustia que se desencadenan repentinamente, incluso cuando ha pasado mucho tiempo desde la separación.

Por eso, si quieres disfrutar con tu pareja actual, es aconsejable que evites los lugares a donde ibas con tu ex. Ten presente que, aunque creas haberlo superado todo, los marcadores somáticos pueden sorprenderte jugándote una mala pasada.

Mujeres admirables: Máxima Zorreguieta

De ascendencia española e italiana y nacionalidad argentina, Máxima se hizo conocida mundialmente el 2 de febrero de 2002 a raíz de su matrimonio con el rey Guillermo

Alejandro y, particularmente, cuando asumió como Reina Consorte de los Países Bajos, el 30 de abril de 2013.

Ambiciosa, dueña de un carisma que la convirtió en líder de todos los espacios por los que transitó (en los que hizo amistades profundas que actualmente mantiene), hizo su bachillerato en el prestigioso Northlands School de Buenos Aires y, posteriormente, se graduó como Licenciada en Economía por la Universidad Católica Argentina (UCA).

Al igual que muchos estudiantes universitarios de su país de origen, Máxima trabajó durante muchas horas diarias mientras estudiaba: enseñó inglés y matemáticas, y se desempeñó en instituciones financieras. Una vez graduada, completó su formación académica en los Estados Unidos, donde, con clara vocación por las finanzas, trabajó en HSBC James Capel Inc., Dresdner Kleinwort Benson y Deutsche Bank.

Su vida dio un giro rotundo en 1999, cuando conoció al príncipe Guillermo de Orange a quien, posteriormente, definió como "el gran amor de mi vida". En marzo de 2001 se comprometieron formalmente y en febrero de 2002 se casaron.

Positiva, emprendedora y alegre, se familiarizó desde el principio con la sociedad holandesa: estudió su idioma hasta llegar a dominarlo, así como también la historia y el derecho constitucional del país. En poco tiempo, su popularidad llegó a superar ampliamente a la de su marido (con quien tuvo tres hijas) y a la de su suegra, la reina Beatriz.

Si bien ocupó numerosos cargos debido a una capacidad profesional indiscutible (habla tres idiomas: español, inglés e italiano, además del holandés), me interesa especialmente destacar su rol en la impulsión de programas de inserción para mujeres de grupos étnicos minoritarios.

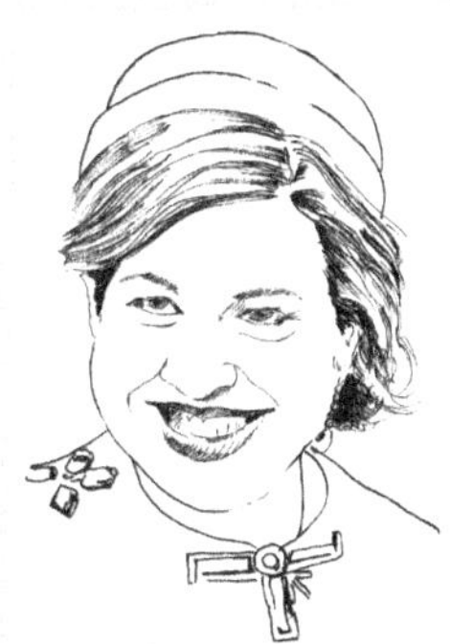

Máxima Zorreguieta

(17 de mayo de 1971)

Reina Consorte de los Países Bajos.

Nació en Buenos Aires, Argentina.

Con una sólida formación académica, realizó una ascendente carrera en empresas de servicios financieros antes de convertirse en Reina.

En poco tiempo, se ganó el cariño y la admiración de los ciudadanos de su país de adopción.

Su simpatía, su elegancia y fundamentalmente sus conocimientos la han colocado en una posición destacada entre los líderes mundiales de su tiempo.

En el momento en que escribo esta obra, esta mujer admirable mantiene una importante agenda de trabajo en la que aplica sus conocimientos sobre finanzas. Es "Abogada Especial para la Financiación del Desarrollo Inclusivo" de la ONU, expone constantemente en foros internacionales, y ha sido y es honrada con numerosos títulos.

CAPÍTULO 8

Química y emocionalidad en el cerebro femenino

Emoción, acción y reacción: investigaciones que nos ayudan
a comprender el universo femenino

Hombres y mujeres procesan las emociones de manera diferente, y esto es observable a simple vista, es decir, sin necesidad de analizar los componentes neurobiológicos y socioculturales que explican estas diferencias.

También es distinta la habilidad para interpretar las emociones de los demás, y en esto lleva ventaja el cerebro femenino. Cuando no median palabras que expresen lo que está sintiendo otra persona, por ejemplo, su pareja, el hombre suele desconcertarse, como si entrara a un sitio en el que lo que ve y escucha le resulta ajeno o difícil de descifrar.

En parte, ello se debe a que la mujer (por naturaleza) es más hábil en todo lo que se conoce como Teoría de la Mente, es decir, en la capacidad para interpretar no solo pensamientos e intenciones de sus interlocutores, sino también emociones. Además de tener un mejor funcionamiento del sistema de neuronas espejo, el cerebro femenino está especialmente dotado para descifrar las variaciones en los tonos de voz, descubrir los matices emocionales que puede haber en ellos y leer las microexpresiones faciales de la persona que está observando.

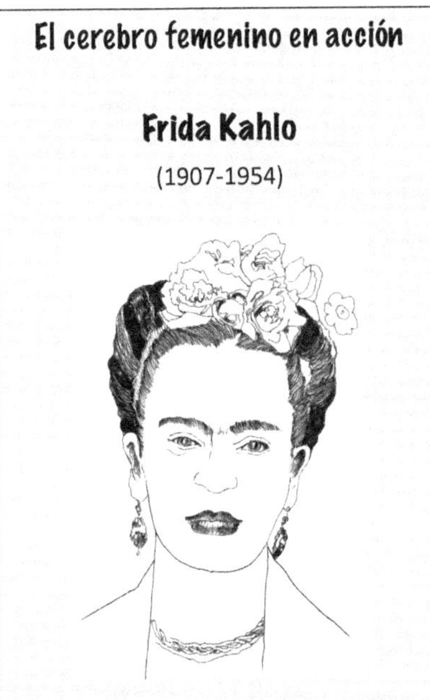

Mexicana.

Considerada una de las artistas más influyentes de su tiempo, es conocida en el mundo entero por su obra pictórica de innegable belleza, por la tormentosa relación con su marido, el pintor Diego Rivera, por el sufrimiento físico que no le dio tregua durante toda su vida y por sus amoríos polémicos, entre ellos, con León Trotsky.

De pequeña tuvo poliomielitis y a los 18 años sufrió un accidente de autobús que la obligó a someterse a más de 30 cirugías y largos períodos de postración.

Con una resiliencia difícil de superar, acondicionó su habitación para pintar estando acostada. Gran parte de su obra incluye autorretratos y acontecimientos de carácter autobiográfico.

Si bien las pistas que se reciben a través del lenguaje no verbal no siempre permiten llegar a conclusiones objetivas, es muy raro que la mujer se equivoque, en parte porque también es más desconfiada que el hombre. En cuanto a la propia emocionalidad, la mujer tiene sentimientos más viscerales y estos repercuten en su organismo.

Para comprender cómo opera este fenómeno, y ayudar al lector a pensar junto a nosotros y a quienes dedicaron su vida a estudiarlo, he seleccionado cuatro perspectivas que, si bien no confluyen en una opinión unificada, tienen puntos en común.

Comenzaré por James y Lange, quienes, hace dos siglos, trataron de explicar neurológicamente el fenómeno de las emociones. Aun cuando no existían los tomógrafos ni los equipos modernos de exploración, aseguraron que cuando la corteza cerebral procesa determinados estímulos sensoriales se producen cambios en los órganos viscerales comandados por el sistema nervioso autónomo y el sistema nervioso somático y que, a partir de esos cambios, se generan las emociones[1].

Por ejemplo (y simplificando), lo que sostienen puede comprenderse mejor de la siguiente manera: al ver una serpiente, primero se desencadenan las reacciones fisiológicas (aceleración del ritmo cardíaco, tensión muscular, etc.) y luego aparecen emociones como miedo o aversión, según el caso.

Es allí cuando la experiencia se hace consciente y se pasa a la acción, por ejemplo,

---

1 Hofmann, S.: *La emoción en psicoterapia: De la ciencia a la práctica*. Grupo Planeta, Barcelona, 2018.

huir, encerrarse, buscar un objeto para defenderse del posible ataque del animal, etcétera.

O sea que experimentamos una emoción porque una situación amenazante genera síntomas fisiológicos, y son estos síntomas los que la desencadenan.

Si bien esta teoría ha sido cuestionada con el argumento de que el ciclo es inverso, es decir, sentimos miedo y por eso nos late más fuerte el corazón, no estaría tan lejos de la de los marcadores somáticos elaborada por Antonio Damasio si hubiera incorporado la memoria individual.

Según Damasio, "una emoción y los cambios fisiológicos que se generan en el momento de experimentarla quedan asociados en el cerebro a la situación que se ha vivido, creando una especie de patrón que se activará cuando se produzca una experiencia similar"[2].

En otros términos, lo que sostiene Damasio es que el cerebro genera respuestas emocionales no conscientes que se reflejan en cambios corporales, por ello, en una situación de peligro llega primero el miedo en forma de calor, palpitaciones, temblores. Después se afirma la conciencia real de esta emoción y su causa.

Otra postura interesante para analizar el universo emocional femenino es la Teoría de Cannon-Bard. Sostiene que los estímulos emocionales tienen efectos excitatorios que provocan tanto los sentimientos como las emociones en el cerebro, y que son simultáneos.

Si consideramos que el cerebro realiza un fenomenal trabajo metaconsciente en el procesamiento de emociones, y tomamos como referencia las investigaciones de Joseph LeDoux que veremos más adelante, no existe simultaneidad, pero la diferencia es de milisegundos.

En lo personal, concuerdo con quienes sostienen que un estímulo externo puede desatar una reacción en cadena, y que esta reacción comienza en el cerebro.

►► Una vez aprendidas, las emociones actúan como una especie de sistema que informa sobre diferentes aspectos de la realidad con repercusiones fisiológicas que, en el caso de la mujer, son más acentuadas y varían de una cultura a otra.

Si el hecho es muy importante y los sentimientos son viscerales, se genera un estado físico que envía mensajes intensos al cerebro, alterando el funcionamiento ejecutivo debido, básicamente, a fallas en la atención y la memoria.

Esta intensidad, según una de las más reconocidas expertas en el tema, Louann Brizendine, se puede relacionar con células especializadas en captar las sensaciones corporales y con el aumento de estrógenos, que desde edades muy tempranas agudizan la capacidad femenina para interpretar y sentir emociones.

---

2 Damasio, Antonio: *El error de Descartes*. Crítica, Madrid, 2006.

Por ejemplo, cuando una mujer transita las etapas iniciales del enamoramiento y "él" o "ella" aparecen repentinamente, los estímulos son procesados por el tálamo y dirigidos rápidamente a otras zonas del cerebro, entre las que se encuentran la amígdala y el hipotálamo.

Este último se ocupa también de enviar información al organismo, desencadenando la experiencia consciente de la emoción.

Como el tálamo regula funciones viscerales autónomas y endocrinas, estos mensajes llegan a las vísceras, provocando las típicas "mariposas en el estómago".

Si a ti te ha pasado (casi seguro que sí, incluso los hombres vivimos estados parecidos) quizá termines haciendo alguna tontería de la cual luego te arrepientes. ¿Por qué nos pasa esto?

Leyendo a Joseph LeDoux, un gran estudioso de la base neurobiológica de las emociones, podemos encontrar una explicación: en el cerebro —revela— existen "atajos" que provocan reacciones antes de que seamos conscientes de ello. "Si un oso lo ataca, la amígdala detecta el peligro y produce una respuesta." "Sin que su conciencia tome cartas en el asunto, usted reacciona ante el peligro."[3] Volviendo a nuestro ejemplo: en la etapa inicial del enamoramiento seguramente sucede algo similar. Es tal el impacto de la sorpresa que la amígdala nos hace reaccionar "antes" de que intervenga la parte pensante de nuestro cerebro, es decir, la corteza. Por ello más de una vez hacemos lo que no queríamos hacer o decimos lo que no queríamos decir.

Las investigaciones de Antonio Damasio

La vida emocional es una fuente de creación de marcadores somáticos.

Gran parte de la conducta humana se desencadena por estos disparadores no conscientes que, desde las profundidades de la mente, nos llevan a decidir y actuar de una u otra manera.

Muchos de los impulsos que experimentamos a lo largo de la vida emergen de experiencias emocionales que, como vimos anteriormente, Damasio denomina **marcadores somáticos**.

Estos marcadores orientan el comportamiento y lo hacen desde las profundidades de la mente.

Imaginemos a una mujer, Clara, que por alguna razón que no viene al caso está sola y lleva a su niño a la guardia médica a las dos de la mañana porque tiene fiebre.

---

3   http://www.aperturas.org/articulo.php?articulo=0000561

Luego de registrarse toma asiento y, sin saber por qué, comienza a sentir una gran angustia. De repente, toma a su pequeño y se retira.

¿Por qué hizo esto? ¿Qué es lo que la impulsó a levantarse de improviso y salir del lugar? Tomando como referencia la teoría de los marcadores somáticos, podemos deducir que esta decisión fue tomada por su metaconsciente y que, como no se trataba de un caso de fiebre alta, pudo ser la más acertada.

Conscientemente, Clara no recordaba (porque ya habían pasado diez años) que a su primer hijo se le había pegado un virus en la sala de espera de una guardia y que por ello lo pasó bastante mal, pero su cerebro sí lo hizo.

Aquella angustia, archivada en su memoria junto a las reacciones físicas y viscerales que había experimentado, aquel "marcador somático" que se activó cuando estaba viviendo una situación similar es lo que sacó a Clara de la clínica.

Damasio lo explicaría de la siguiente manera:

Los marcadores somáticos proporcionan una visión de los escenarios posibles en forma híper rápida, impulsando acciones como si se llevaran a cabo sin pensar.

Esta visión es, casi con seguridad, la que llevó a esta mujer a optar por el pediatra a domicilio, protegiendo a su hijo de un posible contagio en la sala de guardia.

Dado que la información anatómica suele ser compleja para los lectores de este tipo de libros, lo explico sintéticamente: ante un hecho

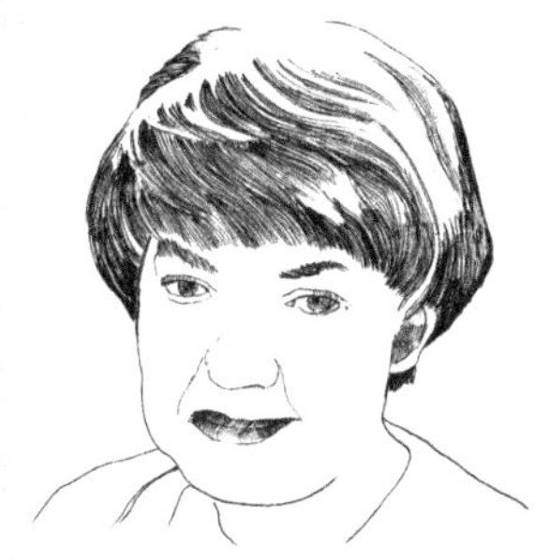

El cerebro femenino en acción

María Elena Walsh

(1930-2011)

Argentina.

Dramaturga, poetisa, compositora y escritora de una imaginación inagotable, creó personajes y compuso canciones que integran el mundo cultural y afectivo de niños y adultos de varias generaciones.

En las canciones infantiles utilizó la rima, el humor, el absurdo y los juegos lingüísticos influenciada por su padre, que amaba las canciones de la tradición oral británica.

Para el mundo adulto, denunció inteligentemente la situación social de su país en bellísimas composiciones, particularmente, cuando fue gobernado por una dictadura militar.

Galardonada y homenajeada en reiteradas ocasiones, incluso por Polonia, que la condecoró con la hermosa Orden de la Sonrisa, la obra de María Elena Walsh se ubica fuera de los estereotipos, tanto en la literatura infantil como en la música.

determinado, la corteza prefrontal genera una representación fugaz de las distintas opciones y también de los resultados posibles, actuando en colaboración con otras áreas.

En el cerebro femenino, la comunicación entre las estructuras prefrontales y las límbicas realizan este trabajo con enorme eficacia, por eso solemos definirlo como muy ágil e intuitivo en comparación con el masculino.

Las investigaciones de Joseph LeDoux

> Los mecanismos cerebrales de las emociones no pueden comprenderse si se abordan en forma aislada, porque no existe un único neurocircuito involucrado en su procesamiento.

LeDoux habla de sistema emocional, es decir, de la interacción de varios circuitos cerebrales en los que participan distintas estructuras, entre las que distingue:

- El **hipocampo**, que es imprescindible para registrar y recordar los hechos, y por lo tanto tiene una intervención activa en la memoria y el aprendizaje.
- Los **lóbulos frontales**, que son los "ejecutivos" del cerebro y se ocupan de la planificación.
- La **amígdala** (centro nuclear en el procesamiento de los estímulos emocionales).

Lo que descubrió LeDoux es que, además de la larga vía neuronal que va desde el tálamo a la corteza cerebral, existe una vía más corta, que lo comunica directamente con la amígdala.

Luego, llegó a la conclusión de que en el cerebro humano hay una especie de "atajo" que permite que la amígdala reciba algunas señales originadas en los sentidos en forma directa, generando una

▶▶ Las emociones dirigen la toma de decisiones y la conducta por una razón biológica: los estímulos sensoriales procedentes del tálamo llegan antes a la amígdala (reacciones emocionales, viscerales) que a la corteza (cerebro pensante). En la gráfica siguiente se pueden apreciar las distancias mencionadas.

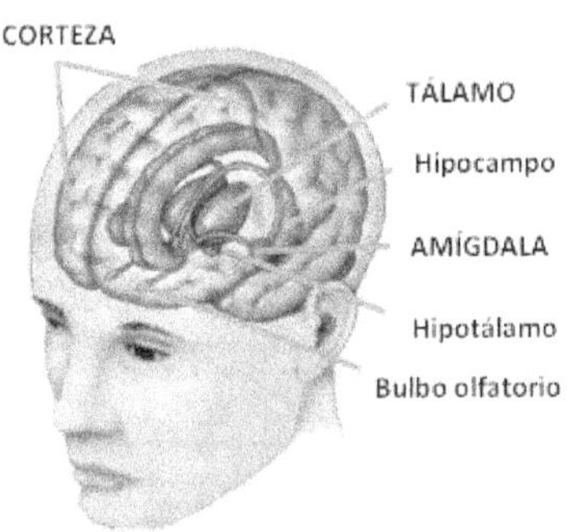

Fuente: investigaciones de Joseph LeDoux.

respuesta automática, es decir, antes de que la información pueda ser procesada por la corteza y se emplace en la conciencia.

Por lo tanto, afirma en sus libros y cada vez que se lo entrevista: "La emoción es más potente que la razón".

En su opinión (con la que hay amplias coincidencias en el mundo científico) la visión repentina de un suceso que puede convertirse en una amenaza activará la amígdala cerebral antes de que seamos conscientes de ello.

Precisamente, el tiempo que gana esta minúscula estructura al desencadenar una conducta de huida sin intervención de la corteza cerebral es lo que más de una vez puede salvarnos la vida[4].

Ellas y ellos: emociones, vida sexual y conducta

Tal como anticipamos en capítulos anteriores, particularmente cuando abordamos el tema *emocionalidad y neurocultura* con relación al género, ambos sexos procesan las emociones de manera diferente, y la neurociencia proporciona nuevas claves para que podamos comprender mejor el porqué.

Veamos algunas de ellas:

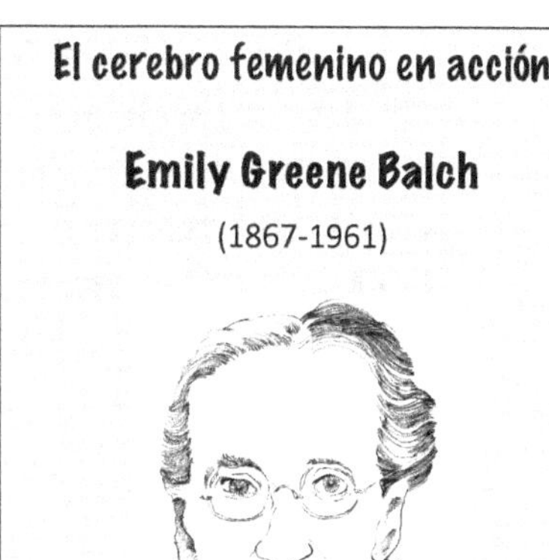

Pacifista estadounidense.

Premio Nobel de la Paz en 1946 junto a J. R. Mott.

Cofundadora de la Liga Internacional de Mujeres para la Paz y la Libertad, trascendió como activista destacada en contra de las guerras y el ejército, al que consideraba "un gasto enorme e innecesario y una horrible vergüenza moral".

Opuesta a los nacionalismos, promovió un sistema internacional basado en la cooperación y criticó duramente las injusticias del capitalismo, lo que le valió su puesto en Wellesley, donde se desempeñó como académica en Economía y Sociología durante más de 20 años.

- Las mujeres son más propensas a emociones relacionadas con la depresión y la ansiedad, mientras que los hombres tienden más a los ataques de pánico y al consumo de drogas.

---

4   LeDoux, Joseph: *El cerebro emocional*. Planeta, Barcelona, 1999.

Estas diferencias se observan con claridad al estudiar los desórdenes psiquiátricos que pueden afectar a uno y otro sexo.

- La **conducta sexual** es diferente porque los cerebros de ambos géneros son diferentes: un núcleo ubicado en el área preóptica del hipotálamo, denominado Inah-3, es 2,8 veces mayor en el cerebro de los varones y contiene un mayor número de células (más del doble con relación al de la mujer)[5].

> En líneas generales, hablando siempre en promedio, las investigaciones realizadas en Occidente concluyen en que los hombres piensan en el sexo mucho más que las mujeres, el deseo es mucho más frecuente y se masturban más.

Dado que está relacionado con la orientación y la conducta sexual, se considera a este núcleo responsable del comportamiento masculino típico (entre otras razones, porque contiene más células sensibles a los andrógenos).

- Los grados de **activación ante estímulos sexuales** varían en intensidad y emocionalidad: la amígdala medial y el hipotálamo se activan más en los hombres que en las mujeres cuando observan imágenes de contenido erótico[6].

Las mujeres, probablemente debido a moldeamientos culturales más que anatómicos, tienden a idealizar sus experiencias sexuales y muchas se involucran emocionalmente.

Si bien el número de aquellas que tienen relaciones de tipo *touch and go* (denominación muy común del sexo casual) va en aumento, falta mucho para que la mujer equipare al hombre en ese sentido.

Esta diferencia se observa con mucha claridad cuando una pareja se separa.

Aun cuando ambos estén igualmente afectados, la mujer puede transitar un período largo sin actividad sexual, mientras que el hombre no lo hará porque el sexo es central en su vida.

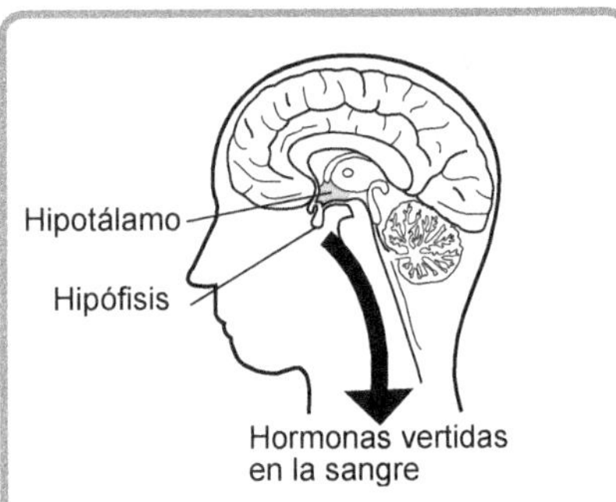

El hipotálamo (que regula la conducta sexual) es de mayor tamaño en el cerebro masculino.

Una de sus regiones, denominada Inah-3, es 2,8 veces más grande en el hombre que en la mujer.

5   Nogués, Ramón R.: *Sexo, cerebro y género.* Paidós, Barcelona, 2003.

6   Hamann, S.; Herman, R.A.; Nolan, C.L.; Wallen, K.: "Men and women differ in amygdale response to visual sexual stimuli". *Natura Neurosciense.* 2004; 7(4): 325-6.

- La postura con relación a la fidelidad es distinta. Si bien existen muchísimas parejas abiertas y cada día surgen más cuestionamientos relacionados con la monogamia, tomaremos como referencia los resultados de una investigación de la Universidad de Pennsylvania realizada en 2010: en el caso de los monógamos, la mayor parte de las mujeres consideró que la infidelidad emocional es peor que la sexual, mientras que los hombres se mostraron más posesivos: podían tolerar que sus mujeres fantasearan con otros, pero no que tuvieran relaciones sexuales con ellos[7].

- Las diferencias en la **memoria** también proporcionan otra pista para comprender estas diferencias. Si bien tanto en hombres como en mujeres cuanto más intensa es una emoción, más intensa es la fijación del recuerdo, en las mujeres este proceso se intensifica.

- El cerebro femenino es más hábil para **distinguir emociones** como el miedo y el disgusto, así como también en la interpretación de las expresiones faciales relacionadas con estas emociones.

> ## El cerebro femenino en acción
>
> ## Marianne Grunberg-Manago
> (1921-2013)
>
> Bioquímica francesa de origen ruso.
>
> Junto al científico español Severo Ochoa, ganador del Premio Nobel de Fisiología o Medicina, descubrió la enzima capaz de sintetizar ARN a partir de la transcripción del ADN.
>
> Obtuvo numerosos premios por sus investigaciones sobre biología molecular relacionadas con la síntesis de proteínas.
>
> Fue la primera mujer en presidir la Academia Francesa de las Ciencias y la Unión Internacional de Bioquímica y Biología Molecular. En 2008 fue galardonada con la Légion d'Honneur.

Este moldeamiento biológico y cultural explica por qué la mayoría de los hombres tienen más encuentros sexuales a lo largo de su vida, consumen más publicaciones de contenido erótico y tienen dificultades para sostener la monogamia (cuando existe este tipo de compromiso en la pareja).

En síntesis, y complementando con los resultados de varias investigaciones que

---

7   https://www.livescience.com/16058-infidelity-jealousy-cheaters-reality-tv.html

leerás a lo largo de esta obra, los hombres y las mujeres tienen mundos emocionales distintos que influyen en la percepción de la realidad, el modo de sentirla e interpretarla, la fijación de lo vivido en la memoria y la conducta. Ello repercute claramente en el tipo de relaciones que ambos géneros establecen con los demás.

El rol de las hormonas y los neurotransmisores

Para comenzar, es necesaria una aclaración conceptual debido a que muchas sustancias actúan como neurotransmisores y, a su vez, como hormonas (el caso de la oxitocina es uno de los más evidentes):

- Los **neurotransmisores** son las sustancias químicas cuya principal función es llevar información de una neurona a otra mediante las sinapsis, por lo tanto, son estudiados principalmente por las **neurociencias**.
- Las **hormonas** se desplazan a través de la sangre o por el espacio que existe entre células y son secretadas por células especializadas, como las que se localizan en las glándulas endocrinas, y por células epiteliales e intersticiales. La especialidad que investiga y estudia las hormonas se denomina **endocrinología**.

Sintetizando:

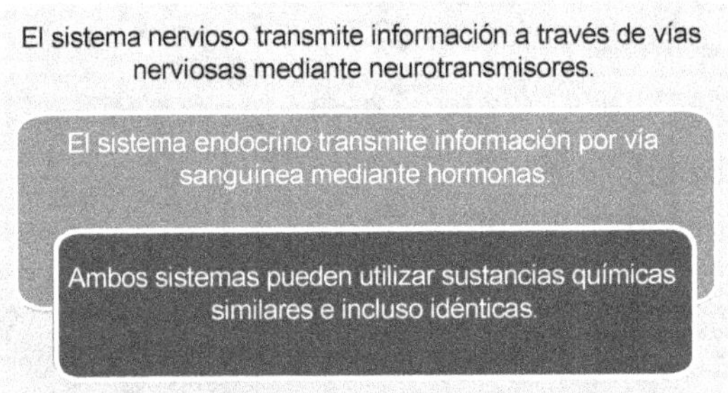

En neurociencias, nos interesa saber cómo influyen los neurotransmisores en algunas habilidades, como el razonamiento, la conducta y la toma de decisiones[8]. Por ejemplo, cuando el cerebro segrega demasiada cantidad de un neurotransmisor

---

8   Para profundizar en la información sobre neurotransmisores, véase Braidot, N., *Diccionario de neurociencias aplicadas a organizaciones y personas*, Ediciones Granica, Buenos Aires, 2019.

puede anularse la función de otro u otros, provocando un cambio en el estado de ánimo.

Asimismo, ha sido observado que algunas regiones del sistema nervioso femenino pueden diferir claramente de las del masculino en aspectos relacionados con los neurotransmisores, y lo mismo sucede con el flujo hormonal que circula a través de la sangre[9].

En la actualidad se conocen aproximadamente cien tipos diferentes de neurotransmisores y se cree que hay más. Por ello, y dado que no tiene sentido abordarlos uno por uno, te apunto algunos de los más estudiados en el cerebro femenino.

• Serotonina

El cerebro femenino tiene una menor concentración de serotonina que el masculino (esta diferencia puede alcanzar el 50%).

Dado que este neurotransmisor tiene un rol muy importante en el estado de ánimo, las mujeres son más sensibles que los hombres a los cambios en sus niveles y suelen sentirse deprimidas o ansiosas con más frecuencia que estos.

Por ejemplo, cuando la cantidad de serotonina aumenta, se genera una sensación de bienestar y relajación que contribuye a inhibir la agresión, la ira y los síntomas típicos de la depresión. Cuando disminuye, sucede lo contrario.

▶▶La serotonina se encuentra en varias regiones del sistema nervioso central y juega un papel crucial en el estado de ánimo, el sueño, la ansiedad, el apetito, la conducta relacionada con la alimentación y el comportamiento sexual.

En determinadas horas del día, las variaciones en los niveles de este neurotransmisor son normales. Como el organismo lo necesita para elaborar melatonina (una proteína que regula el sueño), los estados de somnolencia que se suelen experimentar al atardecer se deben a un aumento en sus niveles, que se mantienen altos hasta que amanece.

En las personas sanas, la cantidad de serotonina puede aumentarse con métodos naturales, como los ejercicios físicos. Esto ha sido corroborado en experimentos que analizaron el incremento de la proliferación celular en algunas zonas del hipo-campo cuando se desarrollan actividades aeróbicas con constancia.

Entre las principales causas que afectan negativamente los niveles de serotonina se encuentran el estrés, la cantidad de azúcar en sangre y los cambios hormonales, sobre todo en los estrógenos.

Otro dato muy interesante es que el cerebro produce serotonina a partir de un aminoácido que se incorpora con la comida, y uno de los alimentos que más contribuyen a generarla y, consecuentemente, a inducir su aumento en los circuitos cerebrales, es el chocolate.

---

9   Véase Capítulo 2, "Las influencias del sistema hormonal".

• Dopamina

Es uno de los neurotransmisores sobre los que más se sabe debido a que interviene activamente en las adicciones, por lo cual es muy estudiado. Está asociado a las funciones motrices, las emociones y los centros de placer, por ello tiene un rol fundamental en los sistemas de recompensa del cerebro que son, en realidad, zonas liberadoras de dopamina.

También ha sido comprobado su rol positivo en la creatividad. Al analizar el caso de personas con Parkinson (que reciben un tratamiento farmacológico para paliar la escasez de dopamina en su cerebro), se observó que desplegaron un impulso creativo sorprendente[10].

En el caso de las personas sanas, los niveles bajos de este neurotransmisor activan una especie de búsqueda que desencadena una conducta tendiente a lograr una recompensa.

Dado que este proceso sigue una modalidad de funcionamiento no consciente y permanece ajeno a las reflexiones sobre lo que conviene o no, muchas mujeres (y también hombres) comen desenfrenadamente o consumen psicofármacos sin analizar las consecuencias.

El estudio de los niveles de dopamina en el cerebro femenino es relevante debido a varias razones, entre ellas:

- Cuando los niveles son altos, mayores son el placer y el deseo de relacionarse con los demás, que es una habilidad clave de la mujer.
- La conversación activa los centros del placer en el cerebro femenino, que es claramente superior al masculino en lo relacionado con el lenguaje.
- Tiene un rol fundamental en el sistema de recompensa del cerebro, consecuentemente, en el placer de alcanzar metas.

• Acetilcolina

Las neuronas que utilizan acetilcolina para comunicarse entre ellas se llaman colinérgicas y son muy importantes en la memoria, una función en la que la mujer ha superado al hombre en un gran número de experimentos.

Esta sustancia se distribuye ampliamente en el encéfalo y es clave en la regulación de los estados de alerta y en el funcionamiento de áreas de asociación.

---

10 Thivissen, Patricia. https://www.investigacionyciencia.es/revistas/mente-y-cerebro/pensamiento-creativo-619/el-neurotransmisor-de-la-inspiracion-12773

También tiene un rol muy importante en la estimulación de los músculos (su déficit está relacionado con la enfermedad de Alzheimer) e interviene en el sueño REM, que se caracteriza por movimientos oculares rápidos y la aparición de situaciones o imágenes atemporales.

> - *La acetilcolina interviene en la actividad de áreas cerebrales relacionadas con la atención, la memoria y el aprendizaje.*
> - *En estado de vigilia, los niveles bajos de esta sustancia influyen en la falta de concentración.*

Durante uno de los estudios más recientes, en el que incluso se utilizaron modelos computacionales para simular conexiones neuronales, se constató que cuando la acetilcolina disminuye aparecen ondas lentas similares a las redes en estado de reposo[11].

Durante el sueño, los niveles bajos de acetilcolina favorecen la fijación de los recuerdos[12].

• Glutamato

Es el neurotransmisor excitatorio más abundante en la corteza cerebral. Se calcula que más de la mitad de las sinapsis liberan glutamato y ha sido comprobado que el estrés repercute en la pérdida de los receptores de este neurotransmisor en ambos sexos, pero el cerebro femenino es más resistente que el masculino a este impacto[13]. Paradójicamente, el glutamato es tóxico para las neuronas, hasta tal punto que, en cantidades excesivas, puede provocar un bajo rendimiento cognitivo y algunas enfermedades, entre ellas, la epilepsia[14].

El cerebro lo utiliza para producir energía y está implicado en el inicio y la modulación de los procesos de neuroplasticidad debido a que participa en funciones muy importantes, como el aprendizaje y la memoria[15].

---

11 Deco, G., Hagmann P.; Hudetz, A.G.; Giulio Tononi: "Modeling Resting-State Functional Networks When the Cortex Falls Asleep: Local and Global Changes". *Cerebral Cortex* (2014) DOI: 10.1093/CERCOR/bht176.

12 Gais, S.; Born, J.: "Low acetylcholine during slow-wave sleep is critical for declarative memory consolidation". *PNAS* 2004 101 (7) 2140-2144;

13 Goldbaum, Ellen: "Why do females respond better to stress? UB animal study suggests it's because of estrogen in the Brain". En: http://www.buffalo.edu/news/releases/2013/07/010.html

14 Hayashi, T.: "A physiological study of the epileptic seizures following cortical stimulation in animals and its application to human clinics". *Jpn J Physiol* 3: 46-64. 1952.

15 Pierre Maechler *et al.*: GDH-Dependent Glutamate Oxidation in the Brain Dictates Peripheral Energy Substrate Distribution. *Cell Reports.* Volume 13, Issue 2, p365–375, 13, Octubre de 2015.

• Oxitocina

La oxitocina es una hormona producida en el hipotálamo que actúa también como neurotransmisor. Tiene un papel muy activo en la regulación de procesos fisiológicos relacionados con la vida emocional, hasta tal punto que se la suele denominar "la hormona del amor" y hay varias evidencias de que está relacionada con la confianza[16].

La siguiente es una reflexión del Profesor Paul Zack, de la Universidad de Claremont[17]:

> *En 2004 mi laboratorio descubrió que la oxitocina es el agente químico cerebral que nos permite determinar en quién confiar y en quién no. La hormona que nos motiva recíprocamente con aquellos que nos muestran confianza, apoyo social, económico o romántico[18].*

En opinión de este especialista (que ha realizado aplicaciones en el ámbito de la neuroeconomía) existe una relación causa-efecto entre la descarga de oxitocina y la confianza que se genera durante operaciones financieras.

En el universo femenino, esta sustancia es muy estudiada debido a que, cuando actúa como hormona, está ligada a la estimulación del parto y la sensación de bienestar que se genera luego de un orgasmo.

El modelo de Helen Fisher

Helen Fisher es una profesional estadounidense con conocimientos profundos sobre hormonas y neurotransmisores.

Ha realizado interesantes aplicaciones sobre las repercusiones de estas sustancias en la conducta y ha escrito libros y papers científicos sobre la mujer[19].

▸▸Para Fisher, el éxito libera testosterona (seas hombre o mujer), y los altos niveles de esta hormona provocan una activación del sistema dopaminérgico.

Si bien esta conjunción los hace más creativos, también los convierte en más vulnerables con el correr del tiempo: al no registrar las señales externas de peligro, pueden cometer errores importantes.

En esta categoría, cita a varias mujeres exitosas, entre ellas, Martha Stewart, Condoleezza Rice y Hillary Clinton.

---

16 Kosfeld, M. *et al.*: Oxytocin increases trust in humans. *Nature* 435:673-676.; http://www.nature.com/nature/journal/v435/n7042/full/nature03701.html (2005).

17 http://www.swisslatin.ch/ciencias-0807.htm

18 http://elpais.com/diario/2008/03/11/sociedad/1205190001_850215.html

19 Fisher, H.: *El Primer Sexo. Las capacidades innatas de las mujeres y cómo están cambiando el mundo.* Taurus, Madrid, 2000.

Una de estas aplicaciones tiene que ver con los estilos de liderazgo, que ella relaciona con cuatro tipos de temperamentos asociados a ellos. Dichos estilos, que pueden ser femeninos o masculinos en todas las culturas y todas las razas, tienen su correlato en determinadas hormonas y neurotransmisores, a saber:

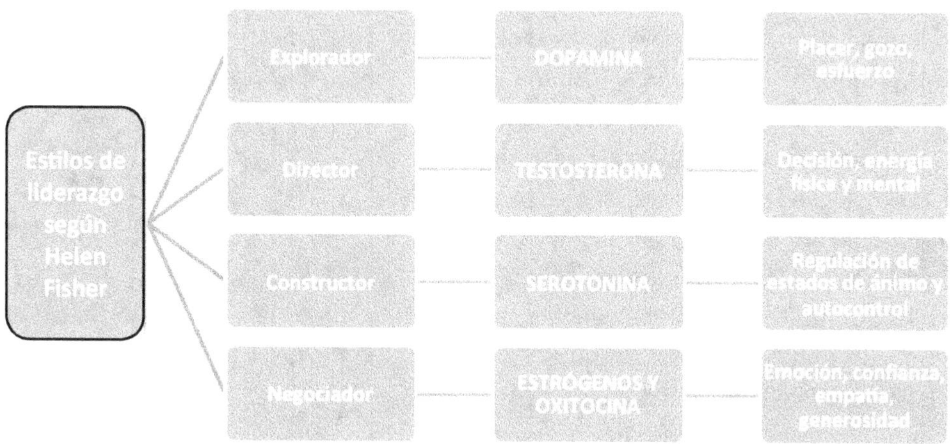

El liderazgo más proclive a cometer errores tontos (en términos de Fisher) es el que tiene una fuerte mezcla de dopamina y testosterona. En su clasificación: Explorador y Director[20].

Esta mezcla convierte a mujeres y hombres en atrevidos y directos, independientes, firmes en sus puntos de vista y "lanzados". Por lo general, tanto ellos como ellas son menos empáticos.

Para este tipo de líderes, recomienda un equipo integrado por personas inteligentes, suficientemente informadas como para ser escuchadas, y con la personalidad necesaria para frenarlos cuando observan que van como una saeta hacia el barranco.

En lo personal, coincido en que todos los líderes, sean hombres o mujeres, deberían contar con equipos como el descripto y, de hecho, sucede. El problema es que algunos CEO´s están tan seguros de sí mismos que cuando escuchan a su gente ya es demasiado tarde.

Afortunadamente, el liderazgo femenino es empático por naturaleza; por ello, y

---

20 "A Brain Scientist Explains Leadership. Neurobiology helps tell up why executives screw upand what they do to avoid it". *Saj-nicole Joni*, 10.07.10, 01:30 PM EDT, y en: http://www.forbes.com/2010/10/07/brain-science-neurobiology-leadership-managing-hormones.html.

aun cuando pertenezca a esta categoría, la mujer está más preservada que el hombre para no cometer errores que se conviertan en un camino de ida.

Por último, quisiera destacar que la expresión "modelo" que utilicé en el título es simplemente enunciativa, dado que no estamos abordando contenidos verificados científicamente en un número representativo de casos, sino un conjunto de conocimientos en el que se apoya el razonamiento de esta autora y que, en mi opinión, son muy interesantes.

Asimismo, Fisher está convencida de que, más allá del entorno cultural, la mujer ha desarrollado cualidades propias a partir de sus dotes naturales que ella denomina "capacidades innatas" y son las siguientes:

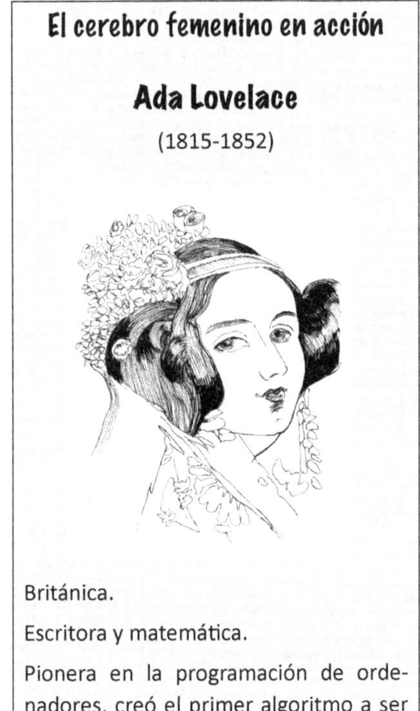

Británica.

Escritora y matemática.

Pionera en la programación de ordenadores, creó el primer algoritmo a ser procesado por una máquina.

Capacidades innatas de la mujer según Helen Fisher

- **Habilidad verbal.**
- **Amplia visión contextual de los hechos.**
- **Afición a hacer planes a largo plazo.**
- **Alta sensibilidad emocional, empatía, capacidad para interpretar posturas, gestos, expresiones faciales y otros signos no verbales.**
- **Alto desarrollo del olfato, el tacto y el oído.**
- **Paciencia y perseverancia.**
- **Habilidad para pensar y hacer varias cosas simultáneamente (*multitasking*).**
- **Talento para crear redes de contacto, negociar y liderar.**
- **Espíritu cooperativo.**

Si has leído los capítulos anteriores deducirás que estoy totalmente de acuerdo y, más aún, que la mayoría de los especialistas terminan llegando a conclusiones similares sobre el cerebro y el universo femeninos, incluso desde diferentes perspectivas.

Más aún, estas capacidades que Fisher denomina innatas han sido corroboradas una y otra vez por las neurociencias, más allá de que gran parte de la personalidad femenina (en mi opinión) se va definiendo por influencias medioambientales y culturales.

En cuanto a la eficacia del estilo femenino de liderazgo –siguiendo el modelo de Fisher– me inclino por el Constructor (expresión de la serotonina) y el Negociador (expresión de estrógenos y oxitocina).

De hecho, si entre las más conocidas a nivel mundial hay varias líderes testosterónicas es porque algunas han llegado al cargo de Primer Ministro o Presidente y muchas de ellas padecen lo que se denomina "la soledad del poder" debido a que carecen de la empatía necesaria para establecer vínculos y relaciones en las que puedan apoyarse en forma confiada.

Fuera del ámbito político (en el que parece funcionar bien ese estilo) hay infinidad de mujeres que lideran eficazmente equipos de trabajo y organizaciones de todo tipo y tamaño, incluidas las empresas, que están muy lejos de ser "masculinas" o "testosterónicas". Más aún, ninguna actúa como actuaría un hombre para alcanzar dichas posiciones.

Lo que inevitablemente las diferencia, y esto tiene que ver con las habilidades innatas de las que habla Fisher, es la maternidad, que modela su cerebro y lo hace más eficiente. De hecho, la capacidad de la mujer para humanizar a las organizaciones, manejar la tensión trabajo-familia y hacer bien infinidad de cosas a la vez es realmente increíble... e insuperable.

La generosidad femenina en acción

Las mujeres se conmueven más ante las necesidades de los demás y son más generosas que los hombres, lo cual les garantiza una red más extensa de relaciones sociales satisfactorias.

Si bien esto siempre se supo, resulta muy interesante analizar los resultados de una investigación de la Universidad de Zúrich, cuya conclusión es la siguiente:

Cuando las actitudes generosas se repiten, se activan con mayor frecuencia las zonas relacionadas con el altruismo.

Esta activación refuerza la comunicación con las redes neuronales en las que se inscribe la felicidad.

En este sentido, la mujer es más afortunada que el hombre, dado que es más generosa y altruista.

Independientemente de los valores personales, existen diferentes mecanismos del sistema de recompensa entre hombres y mujeres. Esto hace que ambos sexos procesen el comportamiento generoso y altruista de manera diferente"[21].

Durante el experimento se utilizaron opciones dicotómicas: altruistas y egoístas. Al analizar lo que ocurría en el cerebro de los participantes (hombres y mujeres de entre 25 y 35 años de edad) se observó que la generosidad provocaba una señal de recompensa más intensa en el femenino.

Cuando las mujeres compartían dinero, es decir, actuaban generosamente, se encendía el cuerpo estriado (una zona relacionada con el sistema de recompensa). En los hombres esta activación se produjo cuando se guardaban el dinero para ellos mismos.

Para confirmar esta diferencia, se repitieron otras pruebas que llegaron a idéntico resultado y, más aún, las mujeres revelaron una inclinación a ser más generosas con los demás, aun cuando fueran desconocidos, mientras que los hombres se mostraron más egoístas.

Mujeres admirables: Boudica, la reina guerrera

La vida de esta mujer extraordinaria comenzó a interesarme desde que me crucé con su estatua durante uno de mis paseos por Londres. Luego compré varios libros para interiorizarme sobre su obra y quedé realmente fascinado.

Boudica fue reina de los icenos, un pueblo de origen celta que habitaba lo que hoy es el condado de Norfolk en Inglaterra. En el año 61 lideró militarmente el mayor levantamiento que se produjo en Britania (hoy Gran Bretaña) contra la ocupación romana en la época del emperador Nerón.

"Siempre que hablaba, sostenía una lanza con la mano para aterrorizar a cualquiera que la contemplase", escribió sobre ella el historiador y senador romano Dión Casio[22].

También se destaca en sus biografías que iba al frente de sus tropas en un carro y las arengaba constantemente, y que había diseñado un montaje simbólico tanto para sí misma como para sus soldados: portaba una armadura con remaches de oro y acompañaba sus ataques con sonidos de trompetas.

---

21 http://www.media.uzh.ch/en/Press-Releases/2017/female-brain-and-prosocial-behavior.html

22 Dión Casio: *Historia de Roma*, escrita alrededor del año 202. Parte de esta obra se publica hoy por Editorial Gredos, Madrid. Originalmente tenía 83 tomos, pero solo algunos lograron conservarse.

El cerebro femenino en acción

Boudica

Reina guerrera de los icenos.

Murió en el año 61.

Se desconoce su fecha de nacimiento.

Apasionada, decidida a quebrar las cadenas de la opresión y dueña de unas habilidades de liderazgo fuera de lo común, generó una sublevación a gran escala, alentando a su nación para emprender una lucha implacable contra Roma.

Es reverenciada como una de las luchadoras por la libertad, un ejemplo de valentía y coraje, como la mujer que puso en jaque la ocupación romana en Gran Bretaña.

Sus guerreros luchaban con los rostros y parte del cuerpo pintado de azul y emitían gritos feroces para aterrorizar al enemigo. Este debió ser un recurso estratégico, dado que los celtas ya tenían una cultura muy rica, su propio idioma y sus tradiciones en aquel entonces.

Dueña de una firmeza y una capacidad de decisión implacables, Boudica arrasó con varias ciudades de la actual Inglaterra que estaban ocupadas por los romanos. Su primera victoria fue en Camulodunum (hoy Colchester). La ciudad fue incendiada y quedó destruida hasta los cimientos (en la actualidad, los arqueólogos suelen hallar capas de material quemado y restos de vasijas fundidas por el calor de aquella revuelta).

Esta sublevación a gran escala contra Roma la llevó también a destruir Londinium (hoy Londres), que ya era una ciudad pujante, con su propio puerto y actividad comercial, y posteriormente Verulamium (la tercera en importancia durante aquel período).

Si bien los romanos habían vaciado Londres porque sabían con quién se estaban enfrentando, Boudica destruyó todo lo que quedó. Este odio de los celtas contra aquel imperio tenía sus orígenes no solo en la furia que les provocaba la ocupación, sino también en los tratos crueles e inhumanos que habían recibido.

Todo indica que las capacidades cerebrales de esta heroína eran extraordinarias, ya que Dión Casio también apuntó lo siguiente: "Poseía una inteligencia más grande de la que generalmente tienen las mujeres". Si nos ubicamos en aquella época, esta frase adquiere una contundencia significativa.

Físicamente, Boudica fue una mujer hermosa: alta, con una larga melena pelirroja llena de rulos y cintura ceñida (así lo reflejan todos los dibujos y pinturas sobre ella). Normalmente vestía túnicas multicolores que ajustaba con broches, y utilizaba importantes collares de oro y plata. A pesar de su esfuerzo, garra y coraje, perdió la batalla final contra los romanos y se suicidó para no caer ante ellos.

CAPÍTULO 9

La agilidad mental en el universo femenino

La importancia de reconocer y capitalizar las diferencias

"Ni las mujeres somos de Venus ni los hombres son de Marte", me dijo un día mi mujer, haciendo alusión al famoso libro de John Gray durante una de nuestras charlas vespertinas. Y tiene razón.

En lo personal, coincido con Gray en que hombres y mujeres somos intrínsecamente diferentes y que la armonía entre ambos sexos se logra, en primer lugar, reconociendo las diferencias y, en segundo término, capitalizándolas. Eso es, precisamente, lo que enriquece nuestra vida, lo que nos hace felices al interactuar con el otro sexo, lo que nos enamora, lo que nos complica, lo que nos mejora y nos divierte.

También coincido con quienes sostienen que ni las similitudes ni las divergencias son radicales, y que una categorización que abarque a todos "ellos" y a todas "ellas" es una verdadera simplificación. A diferencia de lo que dice Gray, muchos hombres escuchan a sus mujeres y comprenden sus sentimientos aunque la empatía, como ya se dijo varias veces en esta obra, es una cualidad en la que el cerebro femenino es notablemente superior al masculino.

En cuanto al valor que se les da al poder, la competitividad y el alcance de las metas, ambos sexos están empatados. Es suficiente con leer las biografías de mujeres que seleccioné para esta obra para hallar varios ejemplos en ese sentido.

> *El principio regulador de las actuales relaciones entre los dos sexos –la subordinación legal del uno al otro– es intrínsecamente erróneo y ahora constituye uno de los obstáculos más importantes para el progreso humano; y debiera ser sustituido por un principio de perfecta igualdad que no admitiera poder ni privilegio para unos ni incapacidad para otros.*
>
> John Stuart Mill (1869)

De hecho, si la cantidad de mujeres que cambiaron la historia es inferior a la de hombres, no ha sido por falta de inteligencia, talento o ambición, sino porque durante siglos han estado y siguen estando relegadas por erróneos y dañinos estereotipos culturales.

Como bien decía John Stuart Mill en su obra *La esclavitud femenina*, que data de 1869 y te recomiendo que leas, la sujeción de la mujer al hombre es irracional. Paradójicamente, actualmente hay países (principalmente aquellos donde las cuestiones de Estado están atravesadas por religiones) donde la lucha de las féminas por la igualdad de oportunidades se enfrenta día a día a enemigos cada vez más implacables y poderosos.

Esta realidad es perjudicial no solo para ellas. De hecho, siempre que se relegó a la mujer al rol de la maternidad y el cuidado de los niños se privó al mundo de los beneficios de un cerebro maravillosamente dotado.

Afortunadamente, en algunos reductos, como la ciencia, la educación, la tecnología y la ingeniería, ellas lograron abrirse paso y generar avances que beneficiaron a generaciones completas, incluidas las actuales.

Por ejemplo, Marie Curie fue artífice del desarrollo de la radiactividad en una época en la que la mayoría de las mujeres eran analfabetas; Martha Coston inventó un sistema de bengalas que les cambió la vida a los navegantes y fue considerado el mejor (hasta entonces) por la Marina de Estados Unidos; Anna Connelly inventó una escalera contra incendios que modificó el diseño de muchísimos edificios luego de un gran incendio en Nueva York.

Otras inventaron cosas muy simples que son imprescindibles en nuestras vidas. Por ejemplo, el tenedor es una creación de Teodora, hija de un emperador de Constantinopla a fines del siglo X; la jeringa fue creada por Letitia Mumford Geer a fines del siglo XIX en Nueva York y no ha sido superada funcionalmente por ningún otro producto; e incluso los coches que conducimos tienen dispositivos inventados por mujeres: el limpiaparabrisas fue creado por Mary Anderson (patentado en 1903) y el sistema de calefacción por Margaret Wilcox en 1893, ambas estadounidenses.

Del mismo modo, podría escribir un libro completo citando ejemplos de inventos de hombres, pero ese no es el caso.

Lo que me interesa destacar es que es muy importante conocer tanto las fortalezas como las debilidades del cerebro femenino para potenciarlas (en el primer caso) y supe-

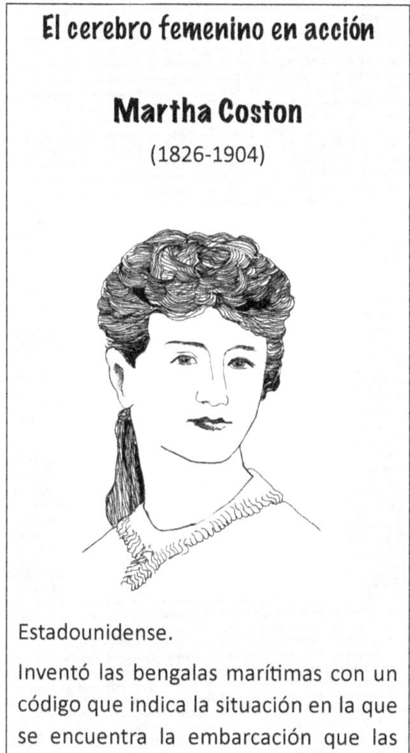

El cerebro femenino en acción

Martha Coston

(1826-1904)

Estadounidense.

Inventó las bengalas marítimas con un código que indica la situación en la que se encuentra la embarcación que las lanza.

rarlas (en el segundo), y que esto se logra con un entrenamiento cerebral diseñado a medida.

El soporte físico de la mente

La mente puede definirse como un emergente del conjunto de procesos conscientes y metaconscientes del cerebro que se producen por interacción y comunicación entre grupos y circuitos de neuronas.

La expresión clave aquí es "metaconsciente", dado que los últimos trabajos señalan que la conciencia es un mero intérprete de algo que, en realidad, viene desde las profundidades del cerebro[1].

En términos de Ezequiel Morsella, neurólogo de la Universidad de San Francisco (Estados Unidos): "la conciencia —ese diálogo interno que parece gobernar nuestros pensamientos y acciones— es mucho menos potente de lo que la gente cree, ya que no actúa como una fuerza activa ejerciendo el control".

En la misma línea se encuentran otras investigaciones cuyos resultados sugieren que la información que percibimos —y nos lleva a actuar o decidir de una manera determinada— no es generada por procesos conscientes, sino que estos actúan como intermediarios y son muy veloces, tanto, que más de una vez no podemos explicar por qué dijimos lo que dijimos, o por qué hicimos lo que hicimos. Es decir (siguiendo los resultados obtenidos en la Universidad de San Francisco):

> La mente femenina (al igual que la masculina) depende de un adecuado soporte físico, que es el cerebro.
>
> Mente y cerebro constituyen sistemas que interactúan con el entorno modificándose recíprocamente, en un proceso caracterizado por interrelación e interdependencia permanentes.

---

1   Morsella, Ezequiel *et al.*: *Homing in on Consciousness in the Nervous System: An Action-Based Synthesis. Behavioral and Brain Sciences* (2015). DOI: 10.1017/S0140525X15000643.

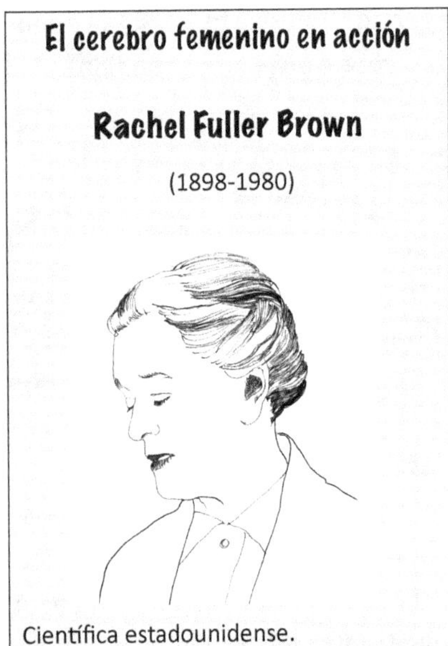

El cerebro femenino en acción

Rachel Fuller Brown

(1898-1980)

Científica estadounidense.

Doctora en química orgánica y bacterio-lógica.

Trabajando en equipo con otra mujer, Elizabeth Lee Hazen, creó un antibiótico para enfermedades provocadas por hongos, la nistatina, que muchos consideran el avance biomédico más importante luego del descubrimiento de la penicilina.

➢ **La mente experimenta la conciencia como una especie de tamiz a través del cual pasan impulsos, sentimientos, pensamientos y acciones que vienen desde otras profundidades del cerebro.**

Uno de los casos más conocidos para explicar cómo opera este tamiz es el de Arquímedes, que durante varios días intentó encontrar, sin lograrlo, una forma lógica de determinar si la corona del rey de Siracusa era o no de oro puro. Cuando ya se había olvidado del problema, al sumergirse en una bañera, la solución le vino a la mente en forma repentina. Lo mismo se dice de Newton cuando descubrió la Ley de Gravedad.

En el Capítulo 10 de mi libro *Neuromanagement* (en el que puedes hallar varios ejemplos sobre el tema) explico por qué a veces nos resulta difícil comprender cómo hallamos la solución a un problema o tomamos determinadas decisiones: lo hicimos, pero no sabemos por qué[2].

Lo que sí sabemos es que lo que comúnmente definimos como intuición es "algo" que nos está comunicando los resultados de procesos que se han desencadenado en la mente profunda, porque es ella la que resolvió lo que nos mantenía desvelados.

Es decir que detrás de lo consciente hay siempre un conjunto de relaciones que la mente consciente es incapaz de captar. Por lo tanto, y si bien las discusiones sobre la relación mente-cerebro son dinámicas y se abordan incluso en el campo de la religión y la filosofía, quienes estudiamos el cerebro no discrepamos jamás en lo siguiente:

---

2   Braidot, N.: *Neuromanagement*, Ediciones Granica, Buenos Aires, 2014.

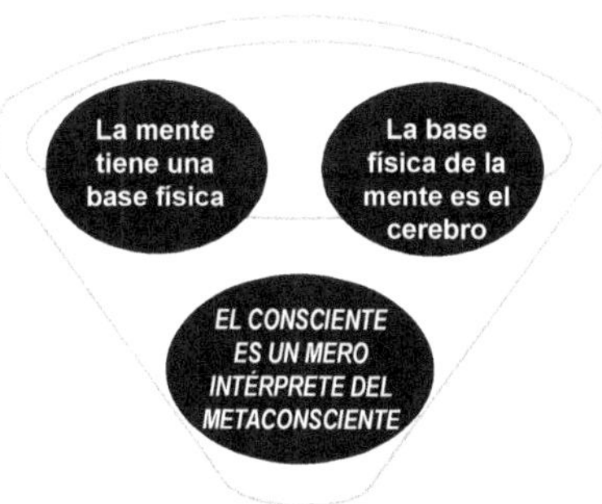

No son los procesos conscientes de la mente, sino los procesos metaconscientes del cerebro los que determinan los sentimientos, la conducta y la toma de decisiones.

Revelaciones anatómicas sobre la relación mente-cerebro

Anatómicamente, el cerebro es una de las partes del sistema nervioso del organismo. Su principal función es recibir los estímulos que llegan tanto del medio externo como del interno, organizar esta información y desencadenar una respuesta[3].

> ►► El cerebro recibe estímulos internos y externos. Luego los organiza, procesa e interpreta.
>
> La gran oportunidad para las mujeres que deciden potenciar sus capacidades es comprender cómo funciona y hallar las técnicas adecuadas para su cuidado y entrenamiento.

Hasta aquí, los cerebros masculinos y femeninos son exactamente iguales, lo que cambia son algunas microestructuras y varios aspectos funcionales que determinan diferencias emocionales, cognitivas y conductuales que caracterizan a cada género y repercuten, como ya se dijo en esta obra, en la forma de razonar, pensar, decidir, sentir y actuar.

Para algunos especialistas, estas diferencias son mínimas. Yo estoy convencido de que son muy importantes. En parte, por la evidencia científica de las investigaciones que se han venido realizando, y en parte, por mis propios conocimientos sobre el tema[4].

---

3   Véase Capítulo 4.
4   Para ampliar véase Braidot, N., *Mejora tu agilidad mental en una semana*. Planeta, España, 2015.

> *El cerebro es inseparable de la mente y del cuerpo porque existe una base neurobiológica en las emociones, los sentimientos y el comportamiento social.*
>
> *En los lóbulos cerebrales existen áreas responsables del habla y el lenguaje, áreas que procesan la información que ingresa a través de los canales sensoriales, áreas que permiten mover voluntariamente los músculos para caminar, correr o subir una escalera, y áreas dedicadas a las funciones mentales superiores, como el razonamiento y la vida emocional.*

Del dicho al hecho

La anatomía cerebral está estrechamente relacionada no solo con el desempeño motriz y neurocognitivo, sino también con las emociones, la conducta y la manera de ser.

Esto se ve claramente en la vida cotidiana dado que, por lo general, una persona que sufre un accidente cerebrovascular o un golpe importante en la cabeza, cambia. Cambia físicamente (puede tener dificultades para caminar, hablar, recordar, mover distintas partes del cuerpo, etc.), y también cambian su personalidad, su manera de actuar y su manera de decidir (cuando puede hacerlo).

Hay personas que de alegres y divertidas pasaron a ser malhumoradas e irritables luego de un ACV.[5] Otras se convirtieron en desinhibidas o muy frágiles emocionalmente: ríen y lloran con facilidad y sin motivos.

Afortunadamente, y debido al maravilloso fenómeno de la neuroplasticidad, y siempre que exista un tratamiento adecuado, cuando las lesiones no son muy severas estos cambios pueden revertirse. Por ejemplo, cuando hay una lesión importante en el hemisferio izquierdo, el habla puede recuperarse debido a que parte de las funciones relacionadas con el lenguaje son asumidas por zonas que se ubican en el hemisferio derecho.

Bases cerebrales del desempeño cognitivo y emocional

Así como las funciones motrices (como caminar o correr) y las cognitivas (como hablar, razonar y aprender) dependen de un cerebro sano, el equilibrio emocional puede deteriorarse si se producen lesiones en los lóbulos cerebrales, que son cuatro: el **lóbulo occipital**, el **lóbulo parietal**, el **lóbulo frontal** y el **lóbulo temporal**, cuya ubicación puedes observar en la siguiente gráfica:

---

5 Véase Braidot, N.: *Diccionario de neurociencias aplicadas a organizaciones y personas*. Ediciones Granica, Buenos Aires, 2019.

UBICACIÓN DE LOS LÓBULOS CEREBRALES

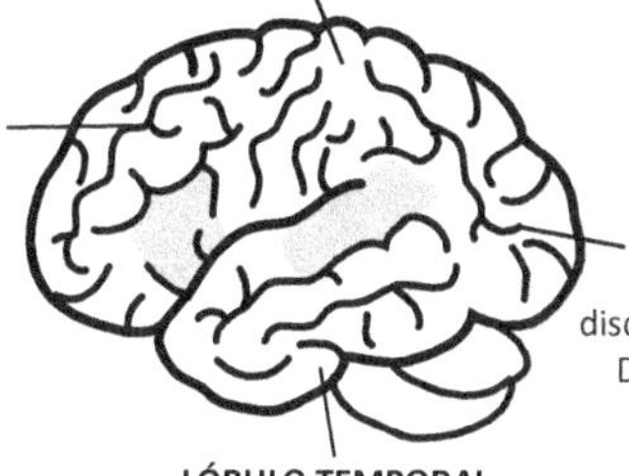

Cada lóbulo tiene áreas funcionales y asociativas. Estas últimas son las que diferencian al cerebro humano del de otras especies, ya que se ocupan de las funciones mentales elevadas, como el pensamiento, el razonamiento, la creatividad, la formación de conceptos, etcétera.

Asimismo, y si bien hay zonas que desempeñan funciones específicas, existe una gran interacción entre ellas en cada instante de la vida.

Por ejemplo, cuando optamos por la escalera mecánica para descender al metro y corremos para alcanzarlo, los movimientos que haremos se definen en el *lóbulo frontal*, que se ocupa del razonamiento, la dirección de la conducta hacia una meta y la planificación de las acciones.

También intervienen el *lóbulo parietal,* que nos permite registrar el frío o el calor y calcular el tiempo que tardaremos en llegar, el *lóbulo occipital*, que es el que nos permite ver y distinguir las formas, y el *lóbulo temporal*, que se ocupa de registrar los sonidos y detectar, por ejemplo, el momento en que el tren se está aproximando.

Como puedes imaginar, estos cuatro lóbulos (que albergan estructuras que diferencian al cerebro masculino del femenino) desempeñan una cantidad de funciones que van mucho más allá de las que cito en el ejemplo[6].

Recuerda:

---

6   Para ampliar, véase Braidot, N.: *Cómo funciona tu cerebro*. Planeta, Barcelona, 2013.

Fuera del campo de la medicina, el conocimiento sobre los lóbulos cerebrales, sus funciones y sus interrelaciones es de gran relevancia para lo siguiente:

➢ **Ayuda a entender la relación entre la anatomía cerebral, la personalidad, la emotividad, la toma de decisiones y la conducta.**

➢ **Ayuda a comprender por qué el cerebro de la mujer no procesa la información ni las emociones como el del hombre.**

➢ **Permite identificar las habilidades que cada sexo debe desarrollar mediante un programa de entrenamiento cerebral diseñado a medida.**

Las mujeres y sus modelos

Cuando una mujer se interesa o queda fascinada con la vida de otra (lo mismo nos sucede a los hombres) se interioriza sobre su existencia.

Lee todo lo que está a su alcance para saber cómo era o cómo es, su origen, su formación, su personalidad, el camino que recorrió para llegar a donde llegó. Si se trata de la búsqueda de un referente, esta mujer puede ser una científica, una activista social, una inventora, una luchadora por los derechos femeninos, la primera ministra de un país, etc.

Por ejemplo, es muy raro hallar una gobernadora que no sueñe con ser presidenta, una gerenta que no aspire a la dirección, una empresaria pyme que no trabaje para que su organización crezca y traspase fronteras, o una luchadora por los derechos de la mujer que no se interese por saber "cómo hicieron" Simone de Beauvoir, Susan Anthony o Concepción Arenal (entre tantas otras).

Casi todas tienen características de personalidad diferentes: algunas son firmes, seguras de sí mismas y tienen una energía

En materia de liderazgo, el avance de la mujer ha sido avasallante, particularmente, en los siglos XX y XXI. Muchos casos contradicen la falsa creencia de que la mujer tiene un costado emocional que debilita su toma de decisiones.

Si esto fuera cierto, ¿cómo hizo Angela Merkel para liderar el proceso de los migrantes que le quiebra el corazón a cualquiera en la Europa actual?

¿Cómo hizo Hillary Clinton para salir airosa de un hecho que hubiera sido bochornoso para el común de las mujeres?

Si bien está claro que el liderazgo femenino está más orientado a las personas que el masculino, y que muchas mujeres que han alcanzado el poder han llorado desinhibidamente en público, caso de la primera ministra británica Theresa May, que lo hizo ante todo el mundo al anunciar su dimisión en 2019, no se debe confundir sensibilidad con debilidad.

Quienes piensan que la emocionalidad de la mujer puede bloquear sus capacidades innatas están en un error, entre otros motivos, porque la sensibilidad y la pasión han sido los motores que las impulsaron a cambiar la historia.

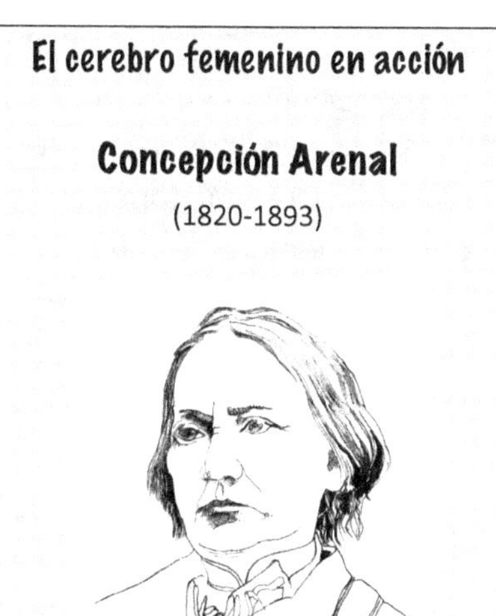

El cerebro femenino en acción

Concepción Arenal

(1820-1893)

Española. Escritora y activista social.

Ávida por el conocimiento, estudió sociología, derecho, historia, filosofía e idiomas.

Fue una precursora del feminismo en su país, en el que tuvo que disfrazarse de hombre para poder ir a la universidad y asistir a tertulias intelectuales, y una luchadora incansable contra la marginación de la mujer, la injusticia social y el sistema penitenciario.

apabullante. Otras son visionarias, carismáticas y se entregan con una pasión que contagia a sus seguidores.

También hay mujeres poco sensibles, duras y extremadamente disciplinadas. Sea cual sea el modelo a seguir, todos comparten un denominador común: la agilidad mental.

Agilidad mental y desarrollo cerebral de la mujer

Por lo general, se relaciona la agilidad mental con capacidades cognitivas, entre ellas, *rapidez* para resolver problemas matemáticos, *rapidez* para "darse cuenta" de lo que está ocurriendo, *rapidez* para analizar alternativas y tomar decisiones.

En una oportunidad, le oí decir a un presentador de televisión sobre una jugadora de tenis que su astucia y su *rapidez* mental compensaban con creces su baja estatura.

En los diplomados que dicto en varios países me encanta preguntar en qué consiste la agilidad mental (de hecho, dialogar con gente de culturas diferentes es realmente enriquecedor).

Evidentemente, el mundo está globalizado porque, año tras año, la mayoría responde "casi" lo mismo.

Primero, argumentan que la velocidad mental mejora con las matemáticas, con juegos de mesa, con la resolución de acertijos, problemas de ingenio o números (como el sudoku).

Luego, en segundo lugar y a veces porque se quedan pensando en algo que les digo, apuntan lo relacionado con la comprensión de textos, la evocación de conocimientos adquiridos

Ninguna mujer alcanzará sus objetivos (profesionales, políticos, empresariales, etc.) sin un correcto funcionamiento cognitivo.

Tampoco lo hará si tiene bloqueos emocionales que impidan el flujo de ideas o dificultades para interpretar a los demás y comunicarse eficazmente con ellos.

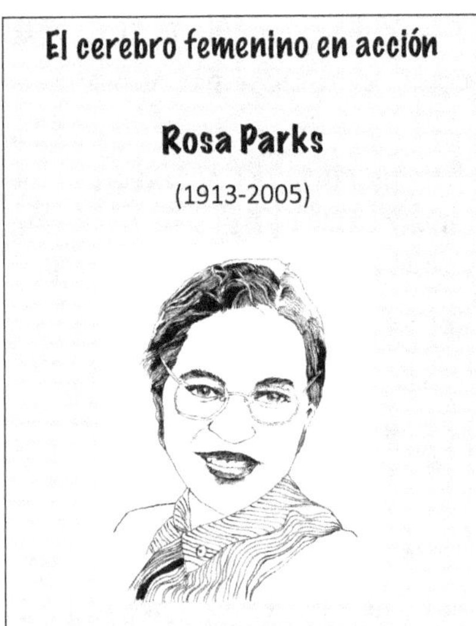

El cerebro femenino en acción

Rosa Parks

(1913-2005)

Afro-estadounidense.

Activista social en contra del racismo.

En 1955, se negó a darle el asiento en un autobús a una persona blanca, por lo que fue detenida y obligada a pagar una multa de catorce dólares.

La trascendencia de este hecho provocó un boicot a los autobuses de Montgomery que duró 382 días.

Su lucha implacable contra la segregación de los negros culminó con el logro de derechos igualitarios, por lo que obtuvo varios reconocimientos internacionales, entre ellos, la prestigiosa medalla Spingarn, el Premio Martin Luther King Jr. y la Medalla de Oro del Congreso de los Estados Unidos.

(crucigramas, criptofrases) y los clásicos juegos de amigos en los que ganan los que más han leído o los que más películas han visto). Otros agregan los juegos de estrategia, como el ajedrez y el monopolio, y siempre se mencionan los videojuegos.

¿Quiénes tienen razón? En realidad, todos están en lo cierto, porque se trata de actividades que entrenan la atención, la concentración y los diferentes sistemas de memoria. Lo que la mayoría omite, seguramente por desconocimiento, es que además de estudiar, leer, practicar deportes y alimentarse adecuadamente, la agilidad mental necesita de dos componentes fundamentales: el **autoliderazgo emocional** y la **cognición social**.

El primero no tiene que ver con reprimir las emociones (como suele creerse erróneamente), sino con saber monitorearlas para lograr una mejor calidad en las relaciones interpersonales y, paralelamente, liberar a las funciones ejecutivas del cerebro del freno que les imponen el pensamiento negativo y el mal humor.

El segundo está relacionado, como ya se dijo pero es necesario subrayarlo, con la capacidad para interpretar adecuadamente los signos sociales y responder de manera apropiada durante las interacciones con los demás.

En el cuadro siguiente sintetizo los componentes de la agilidad mental que son equivalentes para ambos sexos. El desafío para la mujer que quiera mejorar su desempeño es fortalecer las habilidades para las que vino a este mundo especialmente dotada (como la comunicación y la empatía) y desarrollar aquellas para las cuales se encuentra en desventaja con respecto al hombre (como las visuoespaciales y la capacidad para desarrollar sistemas).

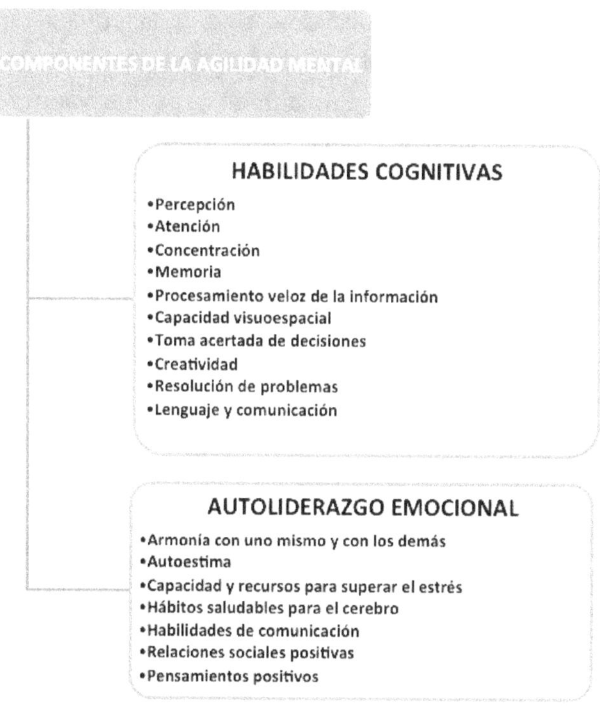

Tal como se desprende de la figura, no existen compartimentos estancos. Así como la cognición social necesita de la atención, el procesamiento de la información, la memoria y habilidades de comunicación, un alto desempeño del cerebro ejecutivo no será posible sin un adecuado monitoreo de las emociones.

Por lo tanto, la mente de una persona será eficaz si funcionan en forma óptima un conjunto de componentes que son interactivos y se retroalimentan entre sí. Estos componentes pueden ser agilizados y potenciados mediante un entrenamiento adecuado.

Por ejemplo:

➢ **Cuando se entrenan la percepción, la atención, la concentración y la memoria, mejoran correlativamente las capacidades de aprendizaje, planificación, razonamiento, resolución creativa de problemas y toma de decisiones.**

➢ **Cuando se lideran las emociones, mejoran las relaciones con uno mismo y con los demás, y consecuentemente, el rendimiento ejecutivo del cerebro.**

➢ **Cuando se entrena la cognición social, mejoran la comunicación y la motivación, y también las capacidades para negociar con los demás (superiores, pares, hijos, pareja, etcétera).**

En síntesis: sea cual sea su ámbito de actividad, las mujeres que aspiran tanto a su crecimiento personal como a una mayor calidad de vida necesitan un cerebro que funcione en forma óptima y, afortunadamente, la neurociencia moderna puede proporcionarles todas las claves que necesitan para alcanzar este objetivo.

Amigos y enemigos de la agilidad mental

Los amigos y enemigos de la agilidad mental son los mismos que los amigos y enemigos del cerebro. En la figura siguiente puedes ver con claridad que los primeros son claramente los opuestos de los segundos.

AMIGOS Y ENEMIGOS DE UN CEREBRO ÁGIL Y ACTIVO

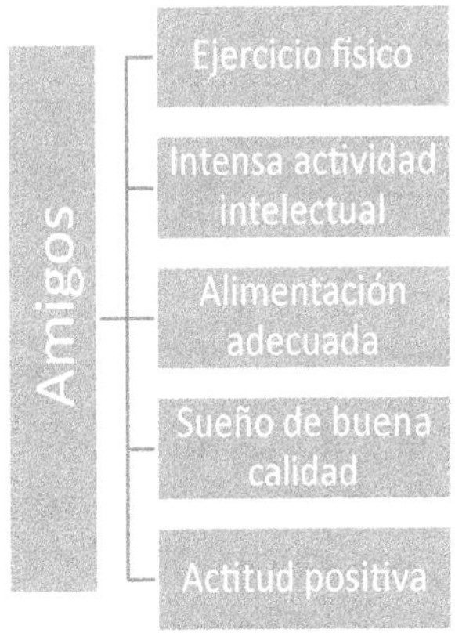

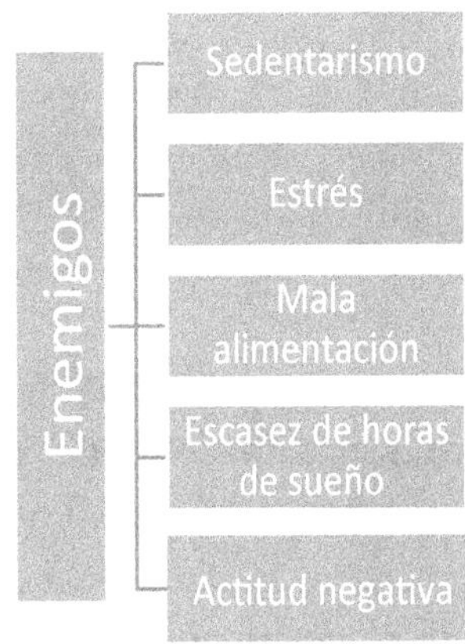

El tema de los hábitos es de gran relevancia debido a que algunos son nocivos para el cerebro, como el sedentarismo, la escasez de horas de sueño y la alimentación inadecuada (que comprometen seriamente el funcionamiento de la memoria).

Por eso, y sin soslayar la importancia de jugar al TEG, al ajedrez, resolver crucigramas y estudiar incluso en edades avanzadas, es muy importante realizar ejercicios físicos, bailar, divertirse, dormir lo necesario, comer bien y pensar en positivo para tener un cerebro ágil y creativo.

En 2012 una investigación emprendida por especialistas de la Universidad de Lund (Suecia) demostró que el aprendizaje de un nuevo idioma aumenta el tamaño del hipocampo, así como también de tres zonas de la corteza cerebral, mejorando la velocidad en el procesamiento de la información y la memoria, que son los principales aliados de la agilidad mental.

La importancia de la actividad intelectual

La exigencia intelectual, particularmente el aprendizaje constante, agiliza las funciones ejecutivas del cerebro, cuyo funcionamiento es crucial para razonar, memorizar, hallar rápidamente las relaciones entre los hechos y tomar decisiones, es decir, para tener un cerebro acorde con las demandas de nuestro tiempo.

Las últimas investigaciones realizadas con resonancia magnética revelan que la agilidad mental disminuye con el envejecimiento morfológico y funcional del cerebro, que comienza a partir de los cuarenta años.

Si bien este hecho no es homogéneo ni afecta a todas las personas por igual, es muy importante tenerlo en mente como una especie de luz que nos alerte sobre la necesidad de entrenar el cerebro en todas las etapas de la vida, no solo para potenciar sus capacidades, sino también para evitar su deterioro.

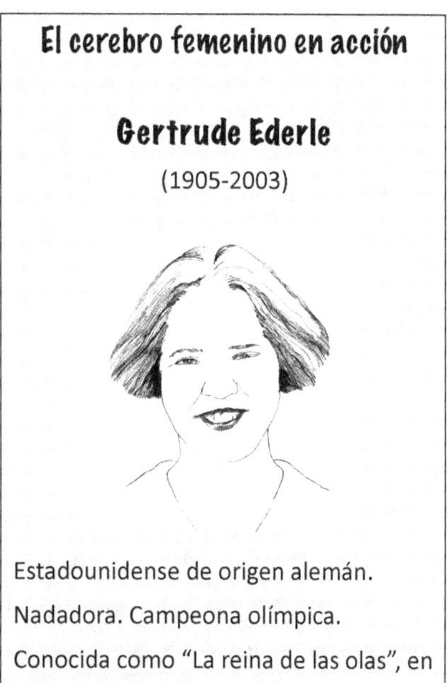

El cerebro femenino en acción

Gertrude Ederle
(1905-2003)

Estadounidense de origen alemán.

Nadadora. Campeona olímpica.

Conocida como "La reina de las olas", en 1926 se convirtió en la primera mujer en cruzar a nado el Canal de La Mancha.

Durante gran parte de su vida, afectada por la sordera, se dedicó a enseñarles a nadar a niños que padecían el mismo problema.

La importancia de la actividad física

Día a día, las investigaciones en neurociencias confirman la correlación positiva que existe entre la agilidad física y la mental. Una de las más interesantes, dado que participó un millón de personas, se realizó en Suecia. Al analizar los resultados, se llegó a la conclusión de que la actividad física conlleva dos grandes beneficios:

- Mejora la agilidad mental en el presente.
- Construye una reserva cognitiva para el futuro.
- Reduce los cuadros de estrés.

Otras investigaciones corroboraron que, en el corto plazo, el ejercicio físico contribuye a la generación de nuevas neuronas en una zona crucial para la memoria, el

Las mujeres que practican un deporte, caminan, bailan o realizan algún tipo de actividad aeróbica tienen menores niveles de estrés que aquellas que llevan una vida sedentaria, debido, entre otras razones, al efecto de estas actividades en sus neurotransmisores.

Asimismo, la disminución de la ansiedad provoca una especie de limpieza en el cerebro, contribuyendo a una mayor velocidad en el flujo de información.

hipocampo, y que en el largo plazo este beneficio es acumulativo.

Otro experimento muy interesante, dirigido por Arthur Kramer (del Instituto Beckman en la Universidad de Illinois, Estados Unidos), consistió en convocar a 120 adultos de entre 60 y 80 años que formaron dos grupos: el grupo "aeróbico", que caminó 40 minutos diarios tres veces por semana, y el "grupo de control", que solo realizó ejercicios para tonificar los músculos. Ambos trabajaron durante un año.

Al finalizar dicho período, el hipocampo izquierdo de los participantes del grupo aeróbico había aumentado su volumen en un 2,12% y el derecho en un 1,97%.

Por el contrario, en el grupo control (integrado por personas con características demográficas similares) se observó una disminución de un 1,40% y 1,43% en el hipocampo izquierdo y derecho, respectivamente.

La importancia de revisar y cambiar hábitos relacionados con la alimentación y el descanso

Los malos hábitos alimenticios constituyen un poderoso enemigo de una mente ágil y activa. Sin embargo, es común que las mujeres que son madres y ocupan posiciones de liderazgo lleguen a su trabajo habiendo desayunado a medias porque "no tienen tiempo", y que coman poco y mal durante el día porque están "tapadas de trabajo".

Este tipo de conducta puede bajar los niveles de azúcar en sangre, limitando las cantidades de glucosa, que es el combustible que el cerebro consume cuando la actividad mental es intensa. Lo ideal es comer pequeñas porciones de alimentos ricos en proteínas, minerales y fibras, con un intervalo de tres horas como máximo.

Además de mejorar la silueta, este hábito contribuye a mantener los niveles necesarios de glucosa. A la inversa, cuando la alimentación no es la adecuada, tanto porque abunda en hidratos de carbono y grasas como por el tamaño excesivo de las porciones, la mente se lentifica.

Recuerda:

ACHICAR LAS PORCIONES, hablando siempre de alimentos saludables, provoca importantes beneficios:

> ➢ **Reduce el estrés oxidativo y la generación de radicales libres.**
> ➢ **Aumenta la producción de neuronas en el hipocampo, favoreciendo la memoria y el aprendizaje.**
> ➢ **Aumenta el número de sinapsis.**
> ➢ **Activa los mecanismos de reparación de daños neuronales.**
> ➢ **Activa genes que favorecen la plasticidad neuronal.**
> ➢ **Protege frente a la incidencia de Parkinson y Alzheimer.**

En realidad, la literatura sobre los alimentos buenos y malos para el cerebro abunda en los anaqueles de cualquier librería, y yo podría escribir varias páginas sobre el tema dado que lo he investigado en profundidad. Lo que ocurre es que ningún plan de alimentación te servirá si no es diseñado a medida.

Por ello, mi primera recomendación es que recurras a un buen especialista en nutrición teniendo en cuenta que los que trabajan bien no se limitan a organizar una dieta, también se ocupan de controlar el estado emocional, el nivel de estrés, las horas que cada persona le dedica al descanso y la calidad del sueño.

> **HÁBITOS ALIMENTICIOS: INVESTIGACIÓN DE LA UNIVERSIDAD DE CALIFORNIA**
>
> *Durante una investigación emprendida por la Universidad de California, en los Estados Unidos, en la que participaron 1.300 personas, se estudió su cerebro mediante escaneo (fMRI). Asimismo, se les pidió que respondieran un conjunto de cuestionarios destinados a una evaluación cognitiva.*
>
> *Al cabo de diez años, estas personas fueron convocadas nuevamente. En aquellas cuyos hábitos las exponían a factores de riesgo cardiovasculares se observó una pérdida más notable de volumen cerebral, especialmente en el hipocampo (que es imprescindible para que se formen las memorias), además de un deterioro en la sustancia blanca. Cuando se les realizó nuevamente la evaluación neurocognitiva se observó una disminución en el rendimiento.*
>
> *Los resultados fueron alarmantes: quienes tenían pésimos hábitos alimenticios presentaban una reducción del tamaño del cerebro en su conjunto.*

El impacto de la calidad del sueño

Si una persona no duerme bien, ya sea por decisión propia (hay quienes consideran que dormir es una pérdida de tiempo) o por un trastorno en el sueño, tendrá dificultades en sus actividades, no solo porque el cansancio afecta el desempeño del cerebro,

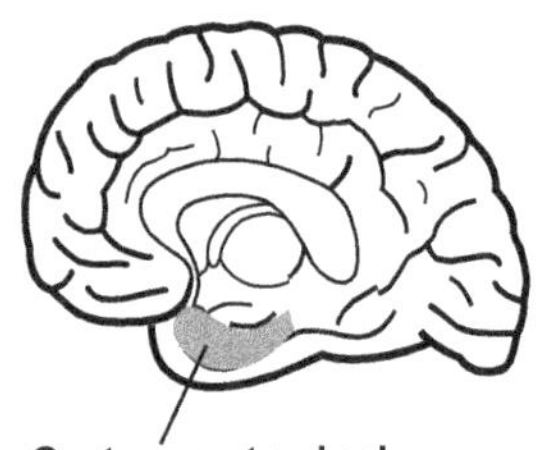

Corteza entorrinal

Se ubica en la parte media y anterior del lóbulo temporal.

sino también porque los procesos cognitivos no se detienen cuando dormimos. Entre las funciones más afectadas por la escasez, ausencia o interrupción de las horas de sueño se encuentran la atención y la memoria. Por otra parte, el sueño de mala calidad altera el estado de alerta que se necesita para tener una mente ágil.

Si bien hay varias investigaciones en neurociencias que han llegado a estas conclusiones estudiando la actividad del hipocampo y la neocorteza, me interesa destacar la realizada en 2012 por un equipo de la Universidad de California (Estados Unidos) dado que por primera vez se pudo medir la actividad neuronal durante el sueño de otra región que también participa en este. Se trata de la **corteza entorrinal** (que se ubica dentro del lóbulo temporal).

Esta zona mostró una actividad similar a la que tiene durante las horas de vigilia, cuando le prestamos atención a algún aspecto de la realidad y la información pasa a la memoria de corto plazo, por ejemplo, el nombre de una persona o su teléfono. Uno de los profesionales que analizaron los resultados de la citada investigación llegó a la conclusión de que "la formación de memoria mientras dormimos es posible gracias al complejo diálogo que la corteza entorrinal mantiene con la neocorteza y el hipocampo"[7].

Recuerda:

> ➤ **El exceso de cortisol y adrenalina (las hormonas del estrés) puede hacer estragos en el sueño. Afortunadamente, el cerebro tiene una gran aliada para combatir a este enemigo: la meditación.**
>
> ➤ **Una de las técnicas más efectivas (por ello ha sido integrada en otras disciplinas relacionadas con la salud física y mental, como la medicina y la psicología) se denomina *Mindfulness*.**
>
> ➤ **El *Mindfulness* consiste en concentrar todos los recursos de la atención en una experiencia presente, enfocándola en lo que sensorialmente se está percibiendo, neutralizando el pensamiento rumiante (por ejemplo, una preocupación que ocupa la mente en forma obsesiva y desencadena emociones negativas).**

7   Hahn, Thomas *et al.*: "Spontaneous persistent activity in entorhinal cortex modulates cortico-hippocampal interaction *in vivo*". *Nature Neuroscience,* DOI: 10.1038/nn.3236. 07/10/2012.

> **El principal referente del *Mindfulness* es Jon Kabat-Zinn, fundador de la Clínica de Reducción de Estrés en el Centro Médico de la Universidad de Massachusetts.**

Muchas mujeres (entre las que se encuentran ejecutivas, políticas y empresarias de entre 30 y 45 años) tienen dificultades para conciliar el sueño (posiblemente porque han generado una cantidad extra de adrenalina), se despiertan varias veces durante la noche y saltan de la cama dos horas antes de que suene el despertador.

Otras han tomado como modelo a Margaret Thatcher, que dormía cuatro horas por día. Entre las contemporáneas, se conocen los casos de Indra Nooyi (CEO de Pepsi) o Marissa Mayer (CEO de Yahoo), que hacen lo mismo. Si estás entre las segundas, asegúrate de que tu sueño sea de buena calidad y agrega, como mínimo, dos horas diarias. Si estás entre las primeras, es conveniente que hagas una consulta cuanto antes en instituciones especializadas.

En ambos casos, mi sugerencia para que tengas el sueño que tu cerebro necesita se basa en métodos absolutamente naturales.

Hábitos saludables para lograr un sueño de buena calidad

> **MEDITAR VARIAS VECES AL DÍA.**
> **Realizar actividades aeróbicas cotidianamente.**
> **Evitar las pastillas para dormir.**
> **Generar un ámbito confortable, ordenado y agradable.**
> **Quitar el aparato de TV del dormitorio: ello evita la adicción a las series, los programas políticos y los noticieros nocturnos.**
> **Aislar el dormitorio de ruidos y convertirlo en un lugar oscuro al acostarse.**
> **Seleccionar alimentos muy livianos y cenar dos horas antes de dormir.**
> **Beber algún té que favorezca la relajación y el sueño.**
> **Evitar los enojos en lo cotidiano y especialmente antes de ir a dormir.**
> **Emplazar en la mente imágenes positivas mientras se concilia el sueño.**

Si ello no te da resultado, es aconsejable una consulta con un especialista, dado que las dificultades en el sueño pueden tener un origen neurológico, como el síndrome de piernas inquietas u otro tipo de trastorno.

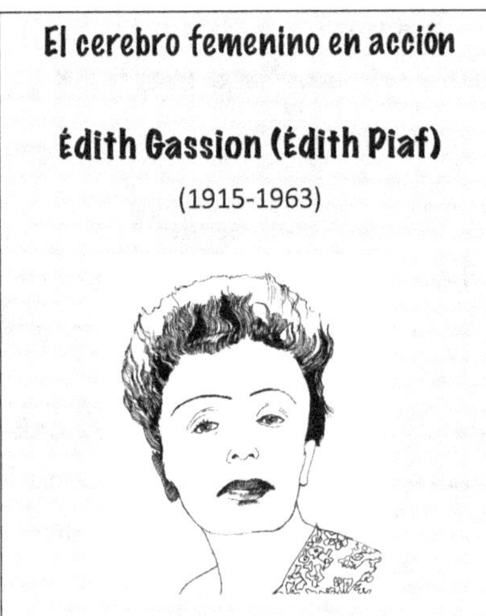

El cerebro femenino en acción

Édith Gassion (Édith Piaf)

(1915-1963)

Apodada "el Gorrión de París" y dueña de una de las voces más maravillosas del siglo XX, fue una cantante y actriz francesa de proyección internacional.

Hija de artistas de circo que la abandonaron en manos de sus abuelas, en plena adolescencia cantaba en las calles de París por unas monedas.

Cuando llegó a la cima como cantante, impresionó por su espíritu generoso y altruista: ayudó a muchos artistas a alcanzar el éxito profesional, colaboró con la resistencia francesa a la ocupación alemana y ayudó a personas desamparadas que vivían en las calles de París.

Recuerda que el cerebro de una mujer que además de tener una mente curiosa y activa realice largas caminatas, corra, baile o practique un deporte, funcionará mucho mejor que el de otra que lleve una existencia pasiva.

En el capítulo siguiente focalizaremos en las técnicas que tu cerebro necesita para que puedas desarrollar una mente ágil, activa, potenciando tus habilidades y trabajando fuertemente para desarrollar aquellas en las que te encuentras en desventaja.

Mujeres admirables: Édith Piaf

En este espacio voy a homenajear a una mujer que, si bien no exhibió habilidades de liderazgo en los campos sociales, empresariales y políticos (objeto de este libro), me ha conmovido y me conmueve, y su canto me ha acompañado durante toda mi vida.

Como seguramente sabes, "el Gorrión de París" es universal porque su voz ha cautivado al mundo entero. Lo que probablemente no sepas son los dolorosos avatares de su vida, que la convirtieron en uno de los casos más sorprendentes sobre lo que puede resistir una mujer.

Según relató ella misma, "nació sobre el asfalto, en la calle Belleville de París" porque su madre, una cantante alcohólica, no logró llegar al hospital para dar a luz[8].

Cuando tenía tan solo dos meses, Édith fue entregada a su abuela materna que, al igual que sus padres, tampoco quiso hacerse cargo. Finalmente, creció con su abuela paterna, en una casa de citas de la que esta era la dueña.

---

8   http://hemeroteca.lavanguardia.com/preview/1963/10/12/pagina-13/32674217/pdf.html

El golpe de suerte le llegó recién a los veinte, cuando la escuchó cantar el empresario Louis Lepleé, quien la contrató para que trabajara en su cabaret y le puso el apodo que se convirtió en una especie de apellido: "Piaf'" (pequeño gorrión).

Édith Piaf fue una mujer comprometida y valiente.

Durante la resistencia parisina a la ocupación alemana, demostró una generosidad inconmensurable al proteger a varios artistas de origen judío que eran perseguidos por los nazis, y solía cantar canciones con doble sentido.

En 1936 grabó su primer disco, pero la época de bonanza duró poco, dado que Lepleé fue asesinado. La repercusión del caso en los medios fue tan escandalosa debido a que la policía la consideraba sospechosa del asesinato, que Édith tuvo que volver a cantar en la calle y en algunos cabarets de poca monta.

El verdadero comienzo de su carrera se produjo cuando se contactó con un compositor llamado Raymond Asso, quien la formó como cantante profesional de *music hall* y la ayudó en el camino del éxito con canciones como *Je ne regrette rien* y *La vie en rose*, entre otras. Desde ese momento, el dinero pasó de ser escaso a abundante en la vida de Édith, que lo derrochaba y regalaba a quien se lo pidiera. De una generosidad poco común, esta mujer increíble también ayudó e impulsó la carrera de artistas que en aquel entonces no eran ni siquiera conocidos, como Yves Montand, Charles Aznavour, Gilbert Bécaud y Georges Moustaki, con quienes se había relacionado amorosamente.

En 1947, cuando por primera vez partió a los Estados Unidos de gira, conoció a quien ella misma definió como su gran amor: el boxeador de origen argelino Marcel Cerdán, quien murió tan solo un año después en un accidente aéreo. Esta vez, Édith no pudo resistir el dolor y se dice que anestesiaba su amargura con alcohol y morfina. El famoso *Hymne à l'amour* es una canción que cantó siempre en memoria de Cerdán.

Luego de una sucesión increíble de romances, incluidos matrimonios que fracasaron al poco tiempo, se casó con su peluquero Theo Sarapo, 26 años menor. Un año después, y con tan solo 47 años de edad, Édith murió en el sur de Francia debido a una enfermedad hepática.

CAPÍTULO 10

Entrenamiento
Cómo potenciar las habilidades del cerebro femenino para el trabajo y para la vida

Neurociencias aplicadas: por qué debemos ir al gimnasio cerebral

El entrenamiento cerebral es uno de los campos más beneficiados con el avance de las neurociencias, y el desarrollo de técnicas que demuestran ser cada vez más efectivas va en aumento.

> *Todas las mujeres pueden cambiar su cerebro para lograr un rendimiento mental de alto nivel mediante un diseño que, además del entrenamiento focalizado en cada función, incorpore procesos autodirigidos de neuroplasticidad y neurogénesis.*

Si bien uno de los casos más difundidos es el de las personas que se dedican al deporte, que además de entrenarse físicamente también entrenan su mente, es suficiente con acercarse a un gimnasio cerebral para observar la heterogeneidad: hombres, mujeres, directivos, ejecutivas, políticos, funcionarias, profesionales, estudiantes avanzados, secretarias, amas de casa y equipos completos del área de alguna empresa están inmersos en sus prácticas.

Si bien existen muchísimas páginas de Internet con juegos on line que ayudan a agilizar las funciones cerebrales y, de hecho, no deben descartarse porque todo suma, el entrenamiento cerebral efectivo es el que se hace a medida de las necesidades de cada persona.

Por ejemplo, para una jugadora de hockey el desempeño depende en gran parte de las habilidades visuoespaciales que, como es sabido, están más desarrolladas en el cerebro masculino, por lo tanto, deberá ejercitarse mucho en ellas para obtener mejores resultados.

Asimismo, deberá entrenar los movimientos oculares para enfocar la atención, controlando y orientando los movimientos del cuerpo mediante la vista. Con el tiempo, el procesamiento de la información será tan rápido que le permitirá anticiparse eficazmente a los movimientos de un rival.

Este ejemplo (aunque con prácticas distintas según el caso) vale para todas las profesiones y actividades: no solo debemos entrenarnos cerebralmente para desempeñarnos mejor en lo que hacemos y en la vida misma. También debemos hacerlo "a medida", porque el cerebro de hombres y mujeres no funciona de la misma manera.

Fundamentaciones científicas

El entrenamiento cerebral se sustenta en dos fenómenos completamente naturales que pueden ser modificados por las personas: la **neuroplasticidad** y la **neurogénesis**.

Estos fenómenos aluden a la dinámica que subyace al funcionamiento del cerebro, esto es: cómo y por qué se va modificando a medida que atraviesa las diferentes etapas de la vida y, fundamentalmente, qué es lo que se puede hacer para rejuvenecerlo, potenciar su desarrollo y retrasar su envejecimiento.

➢ **La neuroplasticidad es la extraordinaria capacidad que tiene el sistema nervioso para formar nuevas redes o modificar las existentes como resultado de la interacción de una persona con el entorno. Es la base de la memoria y el aprendizaje e involucra una visión dinámica de los mecanismos cerebrales.**

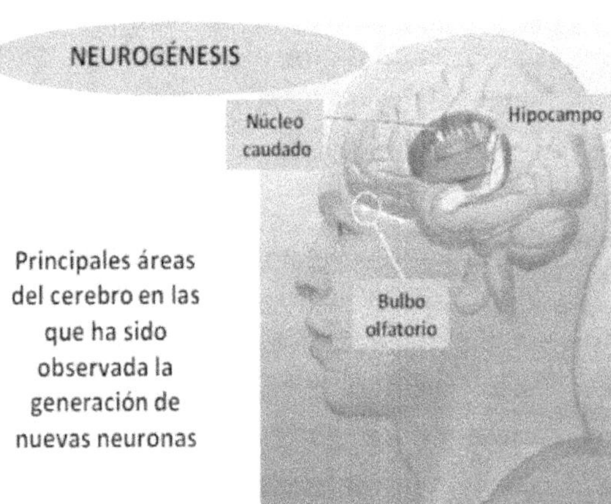

Principales áreas del cerebro en las que ha sido observada la generación de nuevas neuronas

➢ **La neurogénesis es el proceso mediante el cual se forman las células que componen el sistema nervioso central (neuronas y células gliales). Cuando este proceso es autodirigido en la edad adulta, el cerebro rejuvenece.**

A la inversa de lo que se ha creído durante mucho tiempo, la formación de neuronas nuevas continúa durante toda la vida, solo que en un grado menor.

Esta expansión ha sido observada en el hipocampo (una estructura crucial para el aprendizaje y la memoria), en el bulbo olfatorio y en el núcleo caudado.

Algunos especialistas creen que puede producirse en otras zonas del cerebro, como la neocorteza, el estriado, la amígdala y la sustancia negra.

En síntesis, y esto es muy importante:

- **Tanto la neuroplasticidad como la neurogénesis se favorecen con un entrenamiento cerebral diseñado y guiado por especialistas en etapas y prácticas claramente definidas.**
- **Un programa dirigido a la mujer debe basarse en un método que, además de un trabajo sistemático sobre lo cognitivo y lo emocional, contemple desde el principio las características cerebrales de su género, además de ocupaciones, necesidades y estilo de vida de su destinataria.**

Llegado a este punto, y si has decidido entrenar tu cerebro porque ya tienes en claro sus ventajas, te propongo que leas detenidamente el gráfico de la página siguiente, en el que se detalla información proporcionada y corroborada por varios experimentos e investigaciones en neurociencias sobre el impacto de las actividades aeróbicas en la neuroplasticidad y la neurogénesis.

El sistema nervioso sigue generando nuevas neuronas y células gliales a lo largo de la vida, incluso en edades avanzadas, y este proceso puede ser incentivado de manera muy simple, como correr, caminar o bailar, además de una nutrición adecuada y un correcto equilibrio entre las horas de sueño y vigilia (la privación del sueño inhibe la neurogénesis).

A la inversa, un estilo de vida "pasivo", sin actividad física, sin retos, sin exigencias, sin nuevos aprendizajes, es el peor enemigo que un cerebro puede tener. Por un lado, evita la generación de redes neuronales. Por el otro, favorece procesos de **podas sinápticas**: cuando una red no es utilizada, el sistema nervioso la elimina en forma natural.

Actividad aeróbica

<table>
<tr><td>

Efectos en el cerebro

- Genera mayor irrigación sanguínea y oxigenación de las células cerebrales.
- Estimula la formación de nuevas neuronas (neurogénesis) y el desarrollo de nuevas redes (neuroplasticidad).
- Favorece el desarrollo del hipocampo.
- Libera enzimas que favorecen la depuración de elementos tóxicos en el cerebro.
- Libera neurotransmisores que provocan una sensación de bienestar.

</td><td>

Beneficios a largo plazo

- Crea reservas cognitivas para el futuro.
- Retrasa el envejecimiento cerebral.
- Fortalece el cerebro ante posibles enfermedades.

</td></tr>
</table>

Método de entrenamiento del cerebro femenino®

Nuestro método de entrenamiento del cerebro femenino focaliza en las áreas cognitivas y emocionales del cerebro y se caracteriza por un trabajo integral, sistemático y exhaustivo, diseñado a medida de cada mujer[1].

Esto implica, además de prácticas intensivas, la implementación de los cambios necesarios para adquirir hábitos físicos y mentales saludables, como la buena alimentación, la actividad física y el sueño de buena calidad (en el primer caso) y el pensamiento positivo, la generación de estados de felicidad y actividades que implican salir de la rutina y originar relaciones sociales, en el segundo.

Características y fundamentaciones

Dado que los cerebros femenino y masculino funcionan de modo diferente, necesitan un entrenamiento distinto. Estas diferencias se notan tempranamente, dado que en las

> *Independientemente de su edad, su ocupación y su lugar en el mundo, toda mujer puede potenciar sus habilidades cerebrales naturales, como la empatía, el lenguaje y la comunicación, y trabajar en pos del desarrollo de aquellas en las que puede encontrarse en desventaja, como las visuoespaciales y el razonamiento matemático.*

---

1 En este capítulo se describe el Método de entrenamiento cerebral desarrollado por el autor. Para ampliar, véase Braidot, N.: *Manual de entrenamiento cerebral*, IBF Ediciones, Buenos Aires, 2016.

niñas funciona antes el hemisferio izquierdo, que se ocupa de los procesos verbales y el lenguaje, entre otras funciones muy importantes, y en los varones el derecho, del que dependen las capacidades visuoespaciales, la visualización tridimensional y la orientación[2].

Esa característica, sumada a varias que ya he señalado en esta obra, exige considerar desde el principio que el cerebro femenino es más apto para determinadas actividades y el masculino para otras.

En este sentido coincido con Baron-Cohen cuando dice que no es sexista rechazar el determinismo biológico y que, si bien los factores culturales son muy importantes, no son los únicos determinantes de las diferencias entre los cerebros femenino y masculino[3].

> Luego de escanear 949 cerebros en la Universidad de Pennsylvania, una de las investigadoras razonó que si relacionamos la cognición con una base física neural, las mujeres parecen estar mejor cableadas para las habilidades sociales, tienen mejor memoria que los hombres y son más intuitivas.
>
> Aplicando estos descubrimientos al entrenamiento cerebral (que corroboran los resultados de otros escaneos similares) se utilizan menos prácticas dirigidas a mejorar estas habilidades cuando se entrena el cerebro femenino, salvo que los resultados de los tests nos indiquen que estamos ante una excepción.
>
> Fuente:
> https://www.pnas.org/content/111/2/823

Por ejemplo, en un estudio sobre los genes relacionados con la empatía en el que participaron 700.000 británicos, los resultados arrojaron que la mujer es más empática que el hombre, y a estas mismas conclusiones arribaron numerosas investigaciones ya citadas en esta obra[4].

Por ello, en el entrenamiento cerebral femenino no tiene sentido incorporar una batería de prácticas para desarrollar esta habilidad cuando la mujer ya la tiene; lo que se hace es evaluarla y fortalecerla cuando es necesario.

Otro factor relevante es que el cerebro de una persona es completamente diferente del de otra debido al fenómeno de neuroplasticidad ya explicado. Por ejemplo, una jugadora profesional de fútbol y una topógrafa tienen cerebros diferentes porque sus actividades también lo son. Sin embargo, ambas necesitan entrenar sus capacidades visuoespaciales.

---

2 Calvo, M. *Hombres y mujeres, cerebro y educación*. Almuzara, Córdoba (España), 2008.

3 https://cienciasantropologicasblog.wordpress.com/2017/08/02/simon-baron-cohen-no-es-sexista-aceptar-que-la-biologia-afecta-el-comportamiento-2010/

4 Chakrabarti, B.; Dudbridge, F.; Kent, L.; Wheelwright, S.; Hill-Cawthorne, G.; Allison, C.; Banerjee-Basu, S.; Baron-Cohen, S.: "Genes related to sex steroids, neural growth, and social-emotional behavior are associated with autistic traits, empathy, and Asperger syndrome". https://www.ncbi.nlm.nih.gov/pubmed/19598235

La primera deberá agilizar su velocidad de respuesta motriz ante varios estímulos visuales simultáneos, por lo tanto, gran parte de sus prácticas focalizarán en el sistema neuromuscular (sistema nervioso y sistema musculoesquelético). En el caso de la topógrafa, este entrenamiento no será principal, sino complementario.

Asimismo, hay mujeres con una memoria extraordinaria, pero se pierden o tardan para comprender un mapa. Este caso es representativo de características que (en promedio) reflejan fortalezas y debilidades del cerebro femenino, por lo tanto, habrá que trabajar para potenciar las primeras y reducir las segundas.

También hay mujeres con destrezas extraordinarias para el baile, pero no pueden realizar cálculos sencillos, ya sea porque se pasaron la vida ignorando las matemáticas, o bien porque su cerebro no se inclina hacia ellas con la misma facilidad con la que lo hace el del hombre (en la mayoría de los países los varones obtienen mejores puntuaciones que las mujeres en esta disciplina).

> ▶▶ *El cerebro de la mujer es más simétrico y menos lateralizado que el del hombre.*
>
> *Tanto la comunicación entre el hemisferio izquierdo y el derecho, como las funciones de las que se ocupan, muestran diferencias entre ambos géneros.*

Otro tema a considerar tiene que ver con los hemisferios cerebrales, dado que el izquierdo está especializado en el procesamiento de unas tareas y el derecho en el de otras y, a su vez, funcionan con algunas diferencias según el género.

Ya hemos visto que los hombres tienen más conexiones dentro de cada hemisferio, mientras que las mujeres tienen más conexiones entre ambos, y que esto se refleja en el modo de procesar la información. Asimismo, tengamos presente que el cuerpo calloso femenino es más grande que el masculino, y que por esta estructura pasan nada menos que unos cuatro mil millones de impulsos eléctricos por segundo.

En términos del profesor Liaño, que lo resume extraordinariamente, "el cerebro izquierdo es hablador, calculador, digital, lógico, sedentario, maneja el concepto 'derecha-izquierda', es el yo consciente. El cerebro derecho es constructor, geométrico, analógico, fantasioso, viajero, maneja el espacio, tiene la noción del propio cuerpo y de sus partes, es el inconsciente".[5]

El siguiente cuadro orienta con claridad las funciones y habilidades sobre las que cada sexo necesita trabajar **más** debido a que se encuentra en desventaja (hablando siempre en promedio).

---

5 Liaño, H.: "Cerebro de hombre, cerebro de mujer". Recopilación de María Calvo Charro (Ed.) en *Hombres y mujeres, cerebro y educación*. Editorial Almuzara, España, 2008.

ESPECIALIZACIÓN HEMISFÉRICA.
PRINCIPALES FUNCIONES Y APTITUDES SEGÚN EL GÉNERO

	Función/habilidad	Género con más aptitud
Hemisferio izquierdo	Lenguaje	Mujer
	Fluidez verbal	Mujer
	Razonamiento matemático	Hombre
	Razonamiento verbal	Iguales
	Lógica	Hombre
	Secuencias, sistematización	Hombre
Hemisferio derecho	Creatividad	Iguales
	Imaginación	Mujer
	Pensamiento intuitivo	Mujer
	Orientación	Hombre
	Ubicación espacial	Hombre
	Interpretación de emociones	Mujer
	Interpretación de expresiones faciales	Mujer

Estas diferencias cognitivas entre ambos sexos son enunciativas, no taxativas, dado que pueden variar debido a varios fenómenos, como el estado hormonal, la vocación, el estilo y la experiencia de vida, entre otros factores.

Tampoco reflejan superioridad de un género con respecto al otro. Lo relevante es que si los tests confirman estas aptitudes, tanto la mujer como el hombre pueden aprovechar sus ventajas y trabajar en forma más focalizada sobre sus desventajas.

Por ejemplo, las investigaciones sobre el lenguaje no dejan lugar a dudas: las niñas comienzan a hablar antes que los varones y lo hacen con más fluidez. A los diez años se destacan en pruebas de razonamiento verbal, lenguaje escrito, pronunciación y ortografía[6]. Los varones se destacan desde edades muy tempranas en destrezas para tareas mecánicas y ubicación visuoespacial. También muestran mayor habilidad para trabajar con números.

Estas diferencias, que las reitero porque suele haber personas que comienzan a leer un libro por capítulos en los que se detallan modelos y métodos de trabajo, necesitan ser confirmadas en cada caso.

---

6   Calvo, M.: *Hombres y mujeres, cerebro y educación.* Almuzara, Córdoba, España, 2008.

Cuando se confirman, definen el diseño del programa. Por ejemplo, habrá menos prácticas dirigidas al desarrollo de fluidez verbal y más ejercicios para mejorar las habilidades visuoespaciales y numéricas.

Sea cual sea el caso, nuestro *Método de entrenamiento del cerebro femenino*® tiene una sola exigencia: voluntad de trabajo y constancia, dado que son requisitos imprescindibles para lograr resultados visibles en el corto plazo. En el siguiente apartado analizaremos sus niveles y, en el posterior, sus contenidos. Del análisis de los niveles se desprende con claridad que este tipo de entrenamiento debe ser a medida no solo de las necesidades de la participante (normalmente por su profesión o actividad) sino también, y fundamentalmente, de su cerebro.

Guía y áreas de trabajo

Nuestro *Método de entrenamiento del cerebro femenino*® comienza con un diagnóstico, que se realiza luego de un conjunto de pruebas, tests y conversaciones con la participante, y continúa con el entrenamiento y la revisión de hábitos y actitudes. Luego se diseña un programa a medida[7].

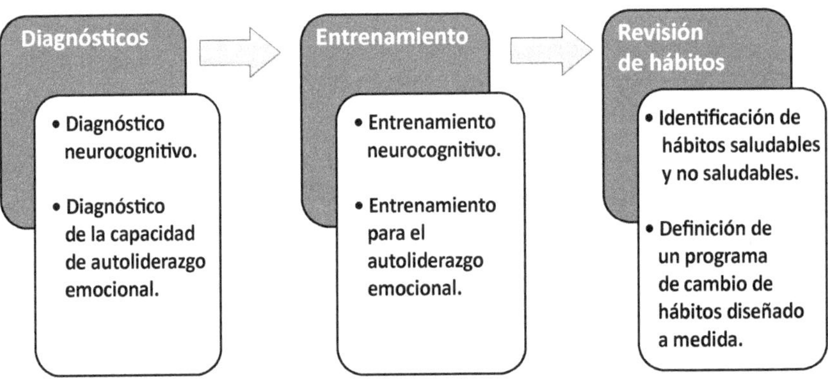

Los diagnósticos permiten lograr una aproximación al perfil neurocognitivo y emocional de cada mujer y realizar los ajustes necesarios para personalizarlo.

Por ejemplo, además de las fortalezas y debilidades típicas del funcionamiento cerebral de su género, se realiza una especie de cuadro de situación sobre el desempe-

---

7   El mismo criterio se aplica cuando se entrena el cerebro masculino.

ño de sus funciones cognitivas, como la atención, la concentración y la memoria. Paralelamente, se analiza en qué medida las emociones y sus niveles de estrés y ansiedad afectan el desempeño de su sistema ejecutivo, sus relaciones con los demás y su calidad de vida.

Los ejercicios de entrenamiento neurocognitivo se van intercalando con los de entrenamiento emocional, y durante todo el programa se va realizando un seguimiento de hábitos (una vez consensuado un plan de actividades saludables con la participante).[8]

Contenidos e implementación

En el siguiente cuadro se describen los principales contenidos de nuestro método, del que se desprenden con claridad sus principales beneficios:

MÉTODO DE ENTRENAMIENTO DEL CEREBRO FEMENINO®

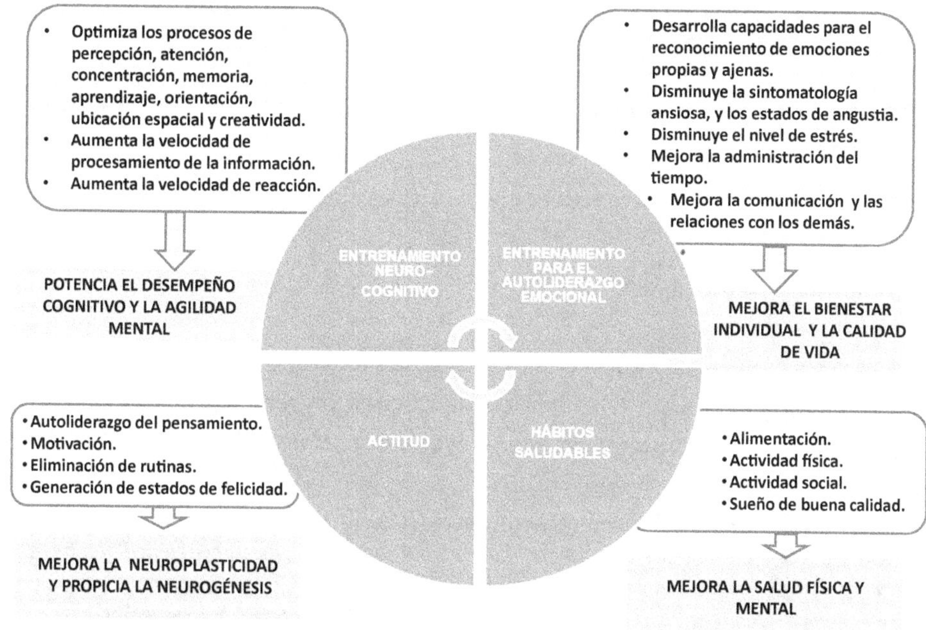

Fuente: Método desarrollado por el autor, que se aplica en el Instituto Braidot de Formación.

---

8   Véase Braidot N., *Manual de entrenamiento cerebral, op. cit.*

Como vemos:

> ➤ **El entrenamiento cerebral puede visualizarse como un proceso multidimensional, circular e interrelacionado.**
> ➤ **Todos los componentes que lo integran contribuyen a mejorar el desempeño del cerebro en su conjunto.**
> ➤ **La mejora de una función repercute positivamente en otras.**

Por ejemplo:

- Las prácticas específicas y la actividad física mejoran la memoria.

- Cuando se tiene buena memoria mejoran la agilidad mental, las habilidades de argumentación, el aprendizaje, la oratoria y la toma de decisiones.

- Cuando la participante disfruta de estos beneficios, mejora el bienestar consigo misma.

- Cuando mejora el bienestar consigo misma, mejoran sus relaciones con los demás.

El entrenamiento neurocognitivo

Las prácticas focalizan en el desarrollo de las **funciones cognitivas**, mejorando las que están debilitadas, potenciando las que tienen un rendimiento satisfactorio y generando nuevos recursos para obtener mayor agilidad mental.

> *Las funciones cognitivas, acertadamente consideradas como un pre-requisito básico de la inteligencia, involucran los procesos mentales que permiten percibir, procesar y retener información, generar y jerarquizar ideas, inhibir comportamientos socialmente inaceptables, organizar el tiempo, planificar, tomar decisiones, comunicarnos y relacionarnos con los demás, entre otras actividades que están presentes en todo lo que hacemos cotidianamente.*

Esta parte del entrenamiento se diseña en función de las particularidades del cerebro femenino y comprende un conjunto importante de prácticas para mejorar las funciones de las que depende un buen desempeño cognitivo y las habilidades asociadas a este.

Las **habilidades cognitivas** se definen como capacidades relacionadas con la cognición que permiten, en forma consciente y no consciente, que el cerebro tome la información que le llega del medio ambiente mediante los sistemas de percepción, y la procese en base a conocimientos que ya están almacenados en la memoria.

Nuestro *Método de entrenamiento del cerebro femenino*® abarca un conjunto sistemático de prácticas destinadas a mejorar las funciones y potenciar las habilidades que se detallan en la imagen siguiente:

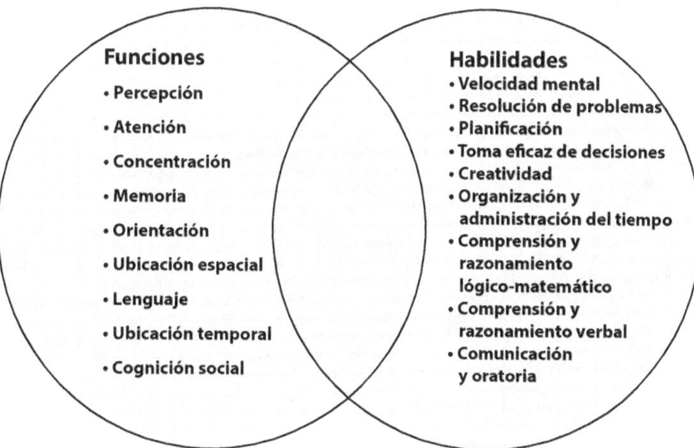

Estas funciones y habilidades están estrechamente vinculadas con las funciones ejecutivas del cerebro, que, si bien son clave en el desempeño intelectual, también tienen un rol muy importante en aspectos en los que intervienen emociones, como la autonomía, la motivación y el establecimiento de relaciones sociales y, por supuesto, la inteligencia.

En todos los casos el trabajo debe ser personalizado. Por ejemplo, si se detecta un problema de dispersión, se agregan prácticas destinadas a mejorar la atención y la concentración, y lo mismo sucede con las demás funciones cognitivas.

Asimismo, y como veremos más adelante, gran parte del entrenamiento para el autoliderazgo emocional está dirigido a mejorar las funciones cognitivas, controlando todo aquello que altera su buen desempeño, como el pensamiento negativo, los estados de ansiedad y el estrés.

Teniendo en cuenta las particularidades del cerebro femenino, además de los ejercicios destinados a mejorar las funciones descriptas en el cuadro precedente (atención, concentración, memoria, etc.), la mujer (hablando siempre en promedio, dado que una ingeniera probablemente no lo necesite) deberá aumentar las prácticas destinadas a ejercicios que mejoren sus habilidades de razonamiento lógico y matemático, manejo de secuencias, sistematización, orientación y ubicación visuoespacial.

A continuación, y a manera de ejemplo, se propone un conjunto de ejercicios muy sencillos con el objetivo de que las lectoras se interioricen y, al mismo tiempo, se interesen en entrenar su cerebro[9]:

Guía prácticas[10]

E1: Encuentra en B la figura que corresponde colocar en A.

A   **B**

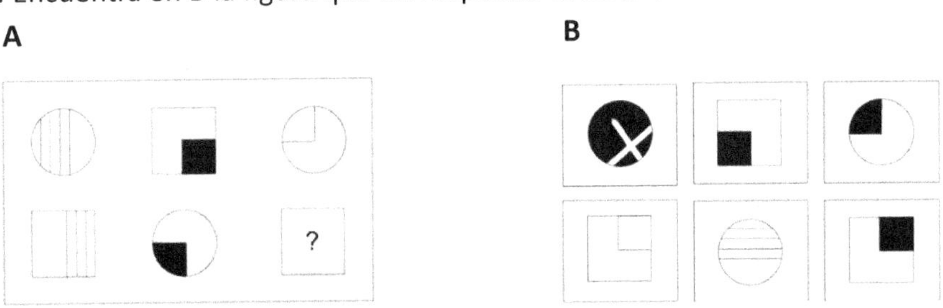

E2: En el metro de París hay una violinista que cautiva a los pasajeros. Cuando termina su actuación, 120 personas pasaron por allí. El 15% de ellas le ha dejado 0,50 euros de propina. Del 85% restante, la mitad le ha dado 1 euro y la otra mitad, nada. ¿Cuántos euros ha recaudado la violinista?

A) 92,5 ☐

B) 120 ☐

C) 30 ☐

D) 60 ☐

> ►► Además del razonamiento lógico, este tipo de prácticas mejoran la atención, la concentración y la memoria de trabajo.

E3: Esta mañana fue un día complicado para los apostadores en el hipódromo. Cada vez que Jorge apostó acertadamente, ganó 500 euros. Cuando se distrajo, perdió 300. Sabiendo que después de 15 jugadas ganó 2.700 euros, ¿cuántas veces acertó?

A) 9 ☐

B) 8 ☐

C) 7 ☐

D) 6 ☐

---

9 Respuestas en Anexo I al finalizar el capítulo.

10 Para acceder a un mayor número de prácticas, véase Braidot, N.: *Manual de entrenamiento cerebral,* *op. cit.*

E4: Completa con las cifras que faltan en las siguientes series:

24	48		192		758
17	68				17408
32319	10773			399	133
250	375				875
3	33			43923	483153
81000	80300				77500

E5: Encuentra rápidamente el número que falta en el último triángulo.

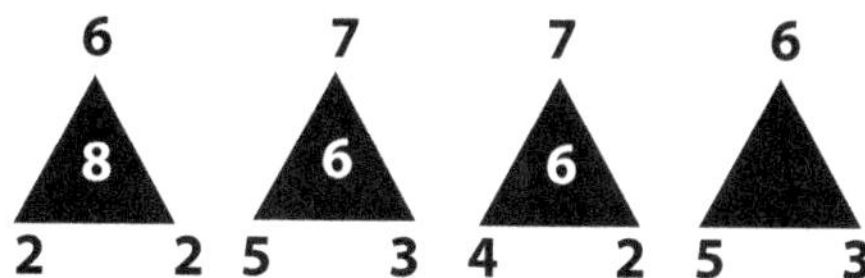

E6: Resuelve el siguiente acertijo, elaborado por Presh Talwalkar.

$$\text{⬡} + \text{⬡} + \text{⬡} = 45$$

$$\text{🍌} + \text{🍌} + \text{⬡} = 23$$

$$\text{🍌} + \text{🕐} + \text{🕐} = 10$$

$$\text{🕐} + \text{🍌} + \text{🍌} \times \text{⬡} = ??$$

E7: ¿Cuál de las cuatro piezas inferiores es necesaria para formar, junto con las cuatro piezas superiores, un círculo perfecto?

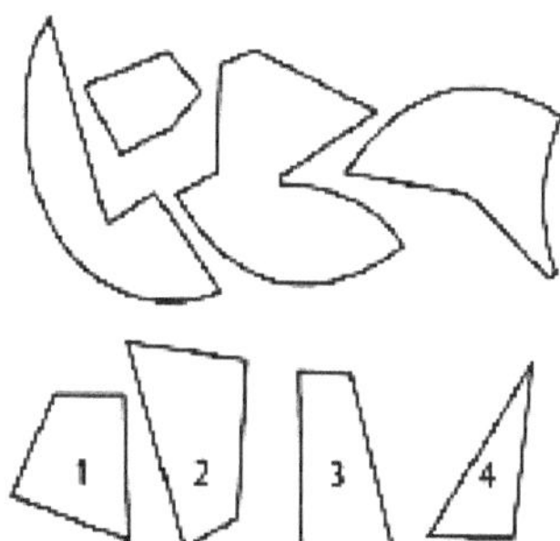

La capacidad visuoespacial se entrena principalmente a través de ejercicios de rotación, reconstrucción de figuras y rompecabezas.

En las prácticas destinadas a mejorar la orientación se utilizan mapas con diferentes consignas.

E8: ¿Cuál de las figuras desplegadas es la que se utiliza para armar el cubo de la izquierda?

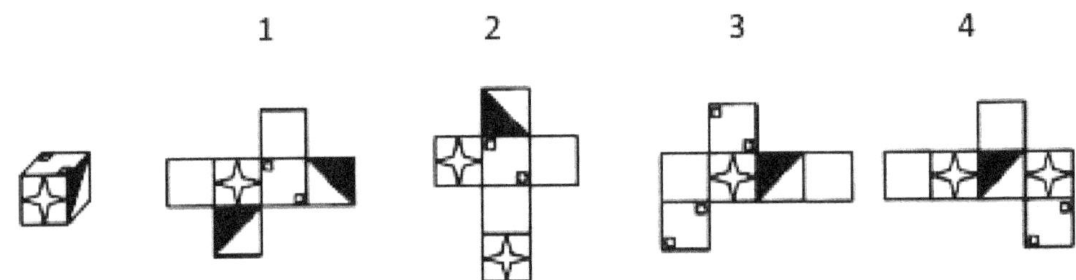

Como puedes observar, se trata de ejercicios simples que pueden hacerse sobre papel utilizando nuestro propio manual o en un ordenador siguiendo las instrucciones de un coach.

Por último, es necesario dejar en claro lo siguiente:

- Las funciones cognitivas responden a circuitos neuronales específicos, por ello se necesitan diferentes ejercicios para mejorarlas y potenciarlas. Ejemplo: las prácticas destinadas a agilizar la memoria son diferentes de las que se utilizan para mejorar el aprendizaje, aunque se trate de procesos relacionados e interdependientes.
- Un mismo ejercicio puede agilizar más de una función cerebral. Ejemplo: los cálculos matemáticos mejoran la concentración, la atención, la memoria de trabajo y la agilidad mental.
- En el cerebro existen diferentes tipos de memoria y diferentes tipos de atención. Estas diferencias exigen prácticas distintas, aunque se trate de una misma función[11].

Entrenamiento para lograr autoliderazgo emocional

Las emociones, al igual que los pensamientos, desencadenan un conjunto importante de procesos cerebrales[12].

Por ello, este tipo de entrenamiento es sustancial y, a la vez, imprescindible en

---

11 Para ampliar, véase Braidot, N.: *Cómo funciona tu cerebro*. Planeta, España, 2013.

12 Para ampliar véase: Braidot, N.: *Neurociencia para tu vida*. Ediciones Granica, Buenos Aires, 2016.

todo programa destinado a potenciar las capacidades cerebrales de la mujer.

De hecho, si ella sucumbe ante situaciones que le provocan estrés, angustia, rabia, ansiedad o mal humor, no solo las relaciones con los demás pueden deteriorarse en forma notable, también lo hará el sistema ejecutivo de su cerebro.

Cabe destacar que las dificultades ejecutivas pueden deberse también a procesos que se generan en el organismo, ya que la intensidad de algunas emociones, caso de la ira, puede aumentar el flujo de sangre en la corteza prefrontal, alterando su desempeño.

Corteza prefrontal

Cuando esta zona está ocupada en el procesamiento de emociones intensas, la mujer no puede concentrarse, razonar, planificar y, mucho menos, decidir con la claridad necesaria.

Afortunadamente:

Con un entrenamiento adecuado, todos los seres humanos podemos comandar los programas necesarios para que el cerebro emocional no complique el desempeño cognitivo.

En pos de este objetivo, y en líneas generales (dado que todos los programas se ajustan a cada caso), las técnicas que aplicamos focalizan en lo siguiente:

Metodología para el logro de autoliderazgo emocional

Reconocimiento de las emociones propias (autoevaluación y evaluación asistida).
Reconocimiento de emociones en los demás, con foco en las personas más cercanas (familia y pareja; superiores, pares y subordinados en el mundo del trabajo).
Reconocimiento y manejo del estrés.
Capacidad de autoliderar emociones, tanto positivas como negativas.
Autoliderazgo del pensamiento.
Entrenamiento de la cognición social para contribuir al desarrollo de autoliderazgo emocional: lenguaje no verbal, microexpresiones faciales y comunicación asertiva.

En todos los casos, la cantidad, frecuencia e intensidad de las prácticas se determinan en función de los resultados del diagnóstico y del grado en que va avanzando la participante.

> ▶▶ Autoliderar las emociones no significa reprimirlas. Significa incorporar técnicas para automonitorearlas en pos de una mejor calidad de vida y, paralelamente, de un mayor desarrollo de las capacidades cerebrales.

Algunas de las técnicas son milenarias, como la respiración y meditación, otras son conocidas, como la utilización del pensamiento para modificar estados del cuerpo (enseñamos cómo hacerlo), y otras están dentro del grupo de herramientas de nueva generación que implementan los gimnasios cerebrales de avanzada.

En el caso de las conocidas, lo nuevo es que su eficacia está siendo corroborada por las ciencias que estudian el cerebro; de hecho, día a día se publican experimentos que confirman que es posible crear y fortalecer neurocircuitos asociados a emociones positivas y desactivar los negativos con solo meditar o cambiar la forma de pensar.

Asimismo, y dado que las emociones tienen grandes repercusiones fisiológicas, el entrenamiento cerebral de la mujer implica monitorear su nivel de estrés a medida que va avanzando. Normalmente esto se hace utilizando un equipo de *biofeedback*, entre otras metodologías.

Otra parte sustancial del entrenamiento apunta a que la participante aprenda a despertar las estructuras cerebrales que se ocupan de inhibir o modular estados emocionales que son comandados por otras (cuando es realmente necesario).

Por ejemplo, a pesar de sus habilidades innatas, hay mujeres que se paralizan cuando tienen que hablar en público y, como ya vimos, ello altera el funcionamiento de su corteza prefrontal, que es la que necesitan para pensar, articular ideas y comunicarlas con claridad.

Del mismo modo, aquellas que se deprimen por lo general no obtienen los resultados

> **BIOFEEDBACK**
>
> Esta técnica consiste en colocar una serie de electrodos que registran diferentes señales corporales.
>
> Ello permite medir la actividad electrodérmica (conductancia eléctrica de la piel), el ritmo cardíaco, la frecuencia respiratoria, la tensión muscular, la actividad eléctrica del cerebro y la temperatura del organismo.
>
> Los resultados que se obtienen son enviados a un ordenador para su decodificación y análisis. Ello permite hacer una lectura rápida de los síntomas fisiológicos asociados al estrés, establecer su nivel y, posteriormente, diseñar e implementar un plan de trabajo a medida.

que esperan. Paradójicamente, y siendo la mujer más resiliente que el hombre, es aproximadamente dos veces más propensa que este a sufrir depresión[13]. Afortunadamente, y salvo que se trate de un caso clínico, la realidad confirma que, cualquiera sea el ámbito de desempeño, las mujeres que han recibido el entrenamiento adecuado tienen más herramientas para afrontar tanto los momentos desafiantes como las diversas situaciones de la vida cotidiana. Por ello, y en función de mis conocimientos y experiencias, te sugiero especialmente que comiences cuanto antes y que lo hagas sistemáticamente, esto es, con dedicación, voluntad y constancia.

En la imagen siguiente amplío los principales beneficios del autoliderazgo emocional:

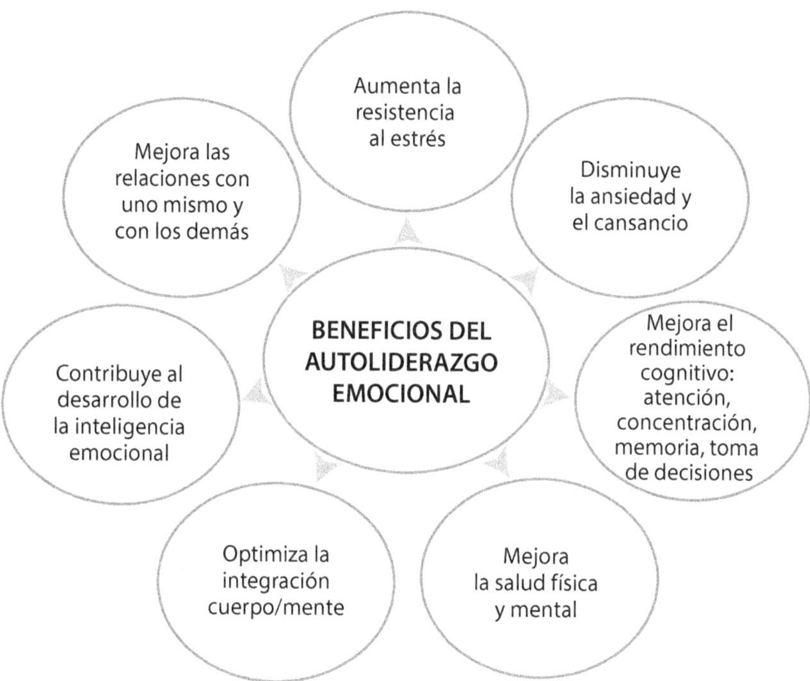

---

13 https://www.mayoclinic.org/es-es/diseases-conditions/depression/in-depth/depression/art-20047725cuadro

Pensamientos, hábitos saludables y actitud

En el capítulo anterior, y en general a lo largo de esta obra, fundamentamos con claridad por qué la alimentación, la actividad física, la actividad social y el sueño de buena calidad son esenciales para un óptimo desempeño del cerebro, tanto en lo cognitivo como en lo emocional.

En este apartado quiero hacer especial hincapié en el tema del pensamiento y la actitud como hábitos saludables para tener un cerebro en forma.

Un problema típico de la mujer es el del **pensamiento rumiante**, es decir, cuando un tema (normalmente de origen emocional) da vueltas y vueltas en su cabeza impidiéndole la concentración que necesita para las actividades que está desarrollando, a diferencia del hombre, que tiene mayor facilidad para poner el problema entre paréntesis y concentrarse en lo que está haciendo.

Además de afectarla anímicamente, el pensamiento rumiante la agota porque consume una gran cantidad de glucosa, disminuyendo la energía que el cerebro necesita para funcionar bien.

Dado que prácticamente no hay pensamiento que no involucre emociones, es muy importante tener en cuenta lo siguiente:

- La química cerebral no es inmune al tipo de pensamiento.
- El estado de ánimo no es inmune al tipo de pensamiento.
- La calidad de vida no es inmune al tipo de pensamiento.

"Somos lo que pensamos" es un título que he leído varias veces en libros, artículos, revistas. Se trata de una expresión fantástica porque en solo cuatro palabras describe un tema profundo; el cerebro normalmente piensa en imágenes, y esas imágenes desencadenan emociones que generan estados internos: bienestar o malestar.

►► Al ser circular, el pensamiento rumiante se va nutriendo hasta tal punto que se convierte en obsesión.

Cuando ocupa toda la mente, consume gran cantidad de energía cerebral, condiciona el desempeño cognitivo, altera las habilidades de comunicación y las relaciones con los demás.

Estos estados se traducen en actitudes: una mujer puede estar alegre y activa (en el primer caso) o enojada y deprimida (en el segundo).

Tanto el pensamiento negativo como el rumiante nos hacen a todos los seres humanos más vulnerables, particularmente en situaciones de crisis, que es cuando más necesitamos liderar nuestras emociones, por ello, cuando se detecta este problema lo que se hace es detener el curso del programa de actividades para ayudar a la participante a liberarse o, por lo menos, a reducirlo.

Cabe destacar que luego de años de entrenamiento en nuestro gimnasio cerebral hemos comprobado que el contacto humano, la comprensión y el acompañamiento de la participante constituyen un elemento clave para ayudarla a liberarse del encorsetamiento mental que le imponen el pensamiento rumiante y el negativo.

> *Nuestro Método de entrenamiento del cerebro femenino® incluye un trabajo de coaching para el apoyo y seguimiento del trabajo cotidiano que realizan las participantes, no solo para desarrollar su potencial cerebral y reducir el estrés, sino también para que, con ayuda de metodologías surgidas de las neurociencias, encuentren dentro de ellas mismas los recursos necesarios para obtener los mejores resultados.*

Normalmente es un trabajo que implica mucho esfuerzo de parte de ella y de su entrenador, que deberá estar "al lado" y realizar un seguimiento cotidiano.

Por dar solo algunos ejemplos, las técnicas que más usamos dada su efectividad (que también se aplican en personas con pensamientos predominantemente negativos) se resumen en el cuadro siguiente[14]:

PRÁCTICAS PARA LIBERAR AL CEREBRO FEMENINO DEL PENSAMIENTO RUMIANTE

➢ **Aumentar el tiempo dedicado a las actividades aeróbicas, particularmente caminatas y baile (la música es una gran aliada).**

➢ **Ejercicios de respiración y meditación.**

➢ **Incorporación de hábitos que ayudan a sintonizar el cerebro en positivo.**

➢ **Ejercicios para manejar la ansiedad y la ira.**

➢ **Visualización creativa.**

➢ **Técnicas de aserción encubierta.**

La técnica de **aserción encubierta** es altamente efectiva y está dirigida a desarrollar dos grandes habilidades mentales que actúan en simultáneo:

- *La detención del pensamiento*: consiste en aprender a hacer conscientes los pensamientos que generan emociones negativas o desagradables e interrumpirlos, por ejemplo, vocalizando la palabra "basta".

---

14 Para ampliar véase Braidot,N.: *Manual de entrenamiento cerebral, op. cit.*

- *La sustitución del pensamiento*: consiste en reemplazar el pensamiento detenido por otro u otros previamente elaborados que sean constructivos para el individuo mediante aserciones preparadas, esto es, una especie de "stock" de imágenes positivas que cada mujer debe crear previamente.

La efectividad de la aserción encubierta fue comprobada reiteradamente por la psicología en el tratamiento de obsesiones y fobias. Por su parte, la neurociencia ha demostrado que cuando los seres humanos aprendemos a controlar nuestros pensamientos se reorganizan los neurocircuitos cerebrales asociados hasta que aquello que se aprende a inhibir acaba por desaparecer.

La felicidad en el cerebro

Era primavera en España, pleno mes de mayo de 2006, cuando leí en *BBC Mundo* lo siguiente:

Después de miles de años en busca de la fórmula mágica, un equipo de neurólogos afirma que la felicidad es el resultado directo de la actividad cerebral, susceptible de ser observada y medida[15].

Que la información procediera de la BBC no me llamó la atención, justamente, esta cadena tenía un programa que se llamaba "La fórmula de la felicidad" en uno de sus canales, por lo tanto, estaban muy atentos a cada avance de las neurociencias sobre el tema.

Y tal como dijo uno de los especialistas consultados por la producción, Morten Kringelbach, hasta entonces la investigación neuronal de la felicidad se centraba en dos aspectos: el placer y el deseo. Ambos estados se estudiaban focalizando en el sistema de recompensa del cerebro. Mediante experimentos de laboratorio, ya se había establecido la diferencia entre ambos estados en el sistema

La neurociencia nos sorprende día a día con los temas que indaga sobre el funcionamiento cerebral, y uno de los más apasionantes es –sin duda– el de la felicidad.

¿Dónde está? ¿Qué zonas cerebrales están vinculadas a los procesos que desencadenan estados felices?

¿Hay personas más proclives que otras para ser felices o infelices?

¿Por qué hay gente alegre y gente amargada sin motivo aparente?

¿Se puede trabajar mentalmente en pos de la felicidad?

---

15 http://news.bbc.co.uk/hi/spanish/science/newsid_4970000/4970448.stm

nervioso al observar la actividad neuronal y el flujo de algunos neurotransmisores, como la dopamina y el sistema opioide (péptidos y morfina, entre otros).

Cuando se le preguntó a Krigelbach sobre las aplicaciones de las investigaciones sobre la felicidad, respondió lo siguiente: "es posible que los neurocientíficos encuentren algún día la receta para alcanzar este estado, es decir, la fórmula para inducir la felicidad".

En aquel momento pensé: "Bueno, si la encuentran, mejor que sea natural", dado que no soy partidario de las sustancias artificiales, excepto cuando se utilizan para curar enfermedades.

De momento, y con ayuda de las neurociencias y de nuestra propia experiencia como entrenadores, hemos observado que las mujeres que pierden la capacidad de experimentar el placer y el deseo suelen tener dificultades en su desempeño cognitivo. Orgánicamente, esto se refleja en la alteración de algunos neurotransmisores, por ejemplo, en un déficit de dopamina.

> El cerebro femenino responde con más intensidad ante los rostros tristes o con expresión de dolor, por ello, gran parte del entrenamiento cerebral de la mujer focaliza en el análisis de los hábitos y relaciones que la conducen a tales estados para que puedan visualizarlos y modificarlos, evitando no solo los noticieros, sino también las personas que aportan toxicidad a su cerebro.

Cuando la apatía y la negatividad son recurrentes, puede originar antipatías y rechazos en el grupo social más cercano (familia, trabajo). Ello genera más angustia y la liberación de una mayor cantidad de cortisol, que es la hormona asociada a los estados de estrés.

En casos en que este tipo de estados no sean los normales, es necesario tener en cuenta las particularidades del cerebro femenino debidas a la influencia hormonal.

Por ejemplo, una investigación publicada por el diario británico *The Daily Mail*, que reunió y analizó los resultados de varios estudios, concluyó en que el cerebro femenino está más predispuesto que el masculino a la ansiedad, la depresión y el mal humor.

Estos estados (sumando los hallazgos de otras investigaciones) pueden ser explicados por la acción de las hormonas según la etapa que la mujer esté atravesando (menstruación, embarazo, parto, menopausia, etc.)[16]. En el cerebro masculino, los niveles hormonales se mantienen relativamente constantes.

---

16 https://www.dailymail.co.uk/news/article-6787673/No-kidding-Humor-workplace-backfires-women-labeled-disruptive-joke.html

El efecto positivo de la risa a la luz de las neurociencias

La risa provoca la activación de varios conjuntos de músculos faciales. Esta activación hace que el organismo segregue endorfina, una sustancia que "fluidifica las conexiones neuronales", favoreciendo los procesos cerebrales de atención y comunicación.

Otras sustancias naturales que genera la risa son similares a la morfina: producen placer y atenúan la sensación de dolor. Al mismo tiempo, estimulan el sistema inmunológico al aumentar la actividad de los linfocitos y otras células que combaten virus y bacterias.

> ▸▸ Los momentos felices son estados fisiológicos del cerebro que pueden ser generados por nosotros mismos.
>
> Para aprovechar los efectos positivos de la risa, no necesariamente debe ser genuina, como la que nos provoca una película, un libro o cualquier situación divertida en la vida cotidiana. La risa puede ser inducida en forma voluntaria.

Estos son los principales motivos por los cuales las prácticas dedicadas a desencadenar la risa forman parte sustancial de las actividades de entrenamiento emocional y se basan en investigaciones científicas.

Por ejemplo, durante un experimento realizado en la Universidad de California se verificó que la estimulación con electrodos de un área del cerebro (denominada área motora suplementaria) generaba una sonrisa. A medida que la estimulación se iba intensificando, los participantes pasaban a la risa y, posteriormente, a la carcajada.

En nuestro gimnasio cerebral no aplicamos electrodos. Utilizamos métodos más sencillos partiendo de conocimientos proporcionados por la neurobiología: cuando reímos, se desencadena un complejo proceso cerebral que involucra tres mecanismos muy importantes: el pensamiento, el movimiento y la emoción.

Cada uno de ellos activa determinadas áreas, incluyendo regiones prefrontales (involucradas en el proceso cognitivo y en el aprecio del humor), el área suplementaria motora (muy importante para el movimiento) y el núcleo accumbens (centro del placer).

Dado que para que el organismo comience a liberar endorfinas es suficiente con "la mueca de la risa", las participantes aprenden a trabajar este tema metodológicamente.

Cambiar el cerebro es cambiar la vida

El cerebro cambia segundo a segundo debido al fenómeno de la neuroplasticidad. Sin embargo, y paradójicamente, es un órgano resistente al cambio.

Esta resistencia a hacer algo distinto, sobre todo cuando ello requiere un esfuerzo, tiene una explicación neurobiológica con foco en unas estructuras denominadas ganglios basales, que se ocupan (entre otras cosas) de comandar los hábitos y las rutinas, permitiéndole al cerebro un ahorro de energía.

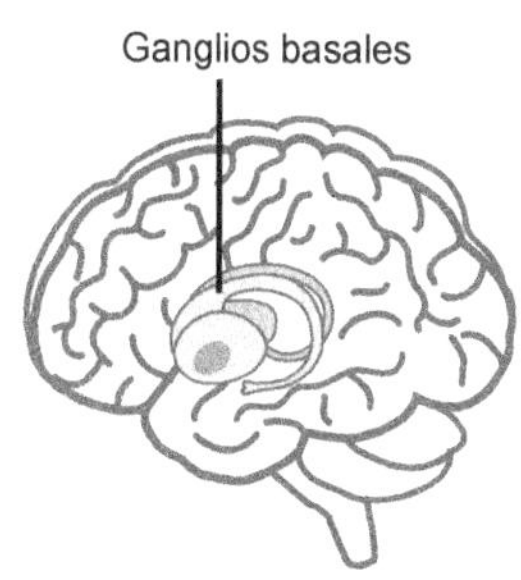

Cuando se inicia una actividad nueva, ya sea aprender un idioma, bailar country o ir al gimnasio cerebral, se genera un trabajo intenso de la memoria de trabajo y la atención consciente, dos funciones que consumen mucha energía cerebral. Por ello, "cambio" suele ser sinónimo de estrés.

Sobre la base de esta información, que ha sido verificada en varios experimentos y con grupos muy heterogéneos:

Nuestro Método de entrenamiento del cerebro femenino incluye prácticas para reducir o mitigar esta situación desde un primer momento, así como elementos lúdicos que hacen muy placenteros los encuentros y disminuyen la sensación de esfuerzo.

Otra habilidad que se entrena desde el inicio es la de liderar los pensamientos negativos dado su impacto en la química del cerebro y en sus funciones: gran cantidad de prácticas iniciales apuntan a la relajación y a evitar emociones negativas, como el enojo, la angustia o el rencor.

Por otra parte, conocer gente nueva y aprender cosas nuevas es una manera de mantener el cerebro joven, un tema al que deben prestar especial atención quienes les han cedido el "piloto automático" a los ganglios basales y viven su vida comandados por hábitos rutinarios.

Por ejemplo, muchas mujeres suelen decirme que no les da el tiempo para entrenar el cerebro. Absorbidas por la gran cantidad de cosas que hacen por día (la capacidad de trabajo de la mujer es increíble), organizan su agenda en función de las demandas de su profesión, de sus hijos, de su empresa, de su hogar, de sus cátedras. ¿Y ellas? ¿Dónde quedan ellas?

> Los hábitos rutinarios y la tiranía de la agenda con frecuencia desencadenan mal humor y pensamientos negativos.
>
> Dado que la relación entre el tipo de pensamiento y los logros es directamente proporcional, el entrenamiento emocional incluye un conjunto de técnicas para que la mujer aprenda a desprenderse con inteligencia de aquello que la condiciona.

Corriendo detrás de sus obligaciones, toman todos los días el mismo metro o conducen por recorridos similares, llevan años en el mismo trabajo, tienen los mismos amigos, los sábados van al cine y los domingos a lo de la suegra. ¿Cómo es posible que algo nuevo pase en sus vidas?

Para el cerebro, no hay refrán popular más dañino que el que dice "mejor malo conocido que bueno por conocer". De hecho, cuando las rutinas nos llevan a crear las mismas circunstancias, este órgano se relaja y envejece.

Esto exige que la mujer reflexione: ¿vive atada a la tiranía de una agenda que, en lo sustancial, nunca cambia? Si la respuesta es afirmativa, los resultados que obtenga serán siempre los mismos, y uno de los más poderosos enemigos para el cerebro, la habituación, estará al acecho.

Recuerden:

> - **El cerebro rejuvenece cuando el foco atencional pasa de temas que no son relevantes a aquellos que sí lo son.**
> - **El cerebro rejuvenece no solo cuando se incorporan nuevas actividades físicas e intelectuales, sino también cuando se produce una ruptura con hábitos y formas de pensar que no le hacen bien.**
> - **El cerebro rejuvenece cuando se lo entrena cognitiva y emocionalmente.**

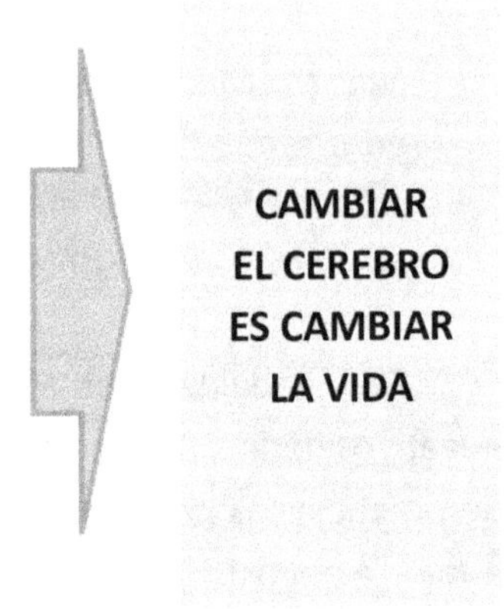

RESPUESTAS A LAS PRÁCTICAS DE ESTE CAPÍTULO

E1

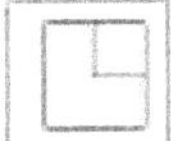
A cada forma geométrica de la parte superior le corresponde la forma geométrica opuesta de la parte inferior.

E2: 60 euros.

E3: Jorge acertó 9 veces.

E4:

24	48	96	192	384	758	Multiplica por 2
17	68	272	1088	4352	17408	Multiplica por 4
32319	10773	3591	1197	399	133	Divide por 3
250	375	500	625	750	875	Suma 125
3	33	363	3993	43923	483153	Multiplica por 11
81000	80300	79600	78900	78200	77500	Resta 700

E5:

La respuesta es 3 (el número de arriba menos el número de abajo a la izquierda, multiplicado por el número de abajo a la derecha, equivale al número que está dentro del triángulo).

E6:

La clave está en los detalles de las figuras. Las bananas valen según su cantidad. Los relojes, según lo que marca la aguja de la hora. El enigma está en las figuras geométricas, que valen según el número de sus ángulos. En la primera fila, las figuras tenían 15 ángulos, en la última, 11. Por lo tanto queda: 2 + 3 + 3 x 11, lo que es igual a 38.

E7: La pieza es la número 2.

E8: Corresponde a la figura 3.

Bibliografía consultada

Alberca, F.: *Nuestra mente maravillosa,* Ediciones Temas de Hoy, Madrid, 2013.

Allen, N.J.; Barres B.A.: "Glia more than just brain glue". *Nature* 457 (5): 675-677, 2009.

Amen, D.: *El sexo está en el cerebro*, Editorial Sirio, Málaga (España), 2012.

Ayan, Steve, *La resiliencia puede entrenarse*. En: https://www.investigacionyciencia.es/revistas/mente-y-cerebro/resiliencia-741/la-resiliencia-puede-entrenarse-16554

Bachrach, E.: *En cambio*, Editorial Sudamericana, Buenos Aires, 2014.

Baron Cohen, S.: *La gran diferencia*, Editorial Amat, Barcelona, 2005.

Bear, Mark F.; Connors, Barry W.: *Neurociencia, explorando el cerebro*, Masson Williams y Williams, Barcelona, 1995.

Braidot, N.: *Cómo funciona tu cerebro,* Planeta, Barcelona, 2013.

Braidot, N.: *Manual de entrenamiento cerebral,* IBF Ediciones, Buenos Aires, 2016.

Braidot, N.: *Mejora tu agilidad mental en una semana,* Planeta, Barcelona, 2015.

Braidot, N.: *Mejora tu memoria* en una semana, Planeta, Barcelona, 2015.

Brizendine, L.: *El cerebro femenino*, Editorial Del Nuevo Extremo, Buenos Aires, 2007.

Brizendine, L.: *El cerebro masculino*, RBA Libros, Barcelona, 2010.

Brooks, R.; Goldstein S.: *El poder de la resiliencia*, Ediciones Paidós, Barcelona, 2010

Calvo, M.: *Hombres y mujeres, cerebro y educación*, Almuzara, Córdoba (España), 2008.

Chakrabarti, B.; Baron-Cohen, S. *et al.*: "Genes related to sex steroids, neural growth, and social-emotional behavior are associated with autistic traits, empathy, and Asperger syndrome". En: https://www.ncbi.nlm.nih.gov/pubmed/19598235.

Cosgrove, K.P. *et al.*: "Evolving knowledge of sex differences in brain structure, function, and chemistry". *Biol Psychiat* 62 (8): 847-55. 2007.

Damasio, A.: *El error de Descartes: la razón de las emociones*, Andrés Bello, Madrid, 1999.

Damasio, A.: *En busca de Spinoza*, Editorial Crítica, Barcelona, 2006.

De Beauvoir, Simone: *El segundo sexo*, Ediciones Aguilar, Madrid, 1981.

Deco, Gustavo *et al.*: "Modeling Resting-State Functional Networks When the Cortex Falls Asleep: Local ang Global Changes", *Cerebral Cortex*, (2014) DOI: 10.1093/CERCOR/bht176.

Di Salvo, D.: *Qué hace feliz a tu cerebro*, Edaf, Madrid, 2013.

Dispenza, J.: *Desarrolla tu cerebro*, Ediciones Palmira, Madrid, 2008.

Ellison, K.: *The Mommy Brain. How Motherhood Makes Us Smarter*, Publisher, New York Basic Books, New York, 2005. ISBN: 0786722207

Fields, R.D.; Stevens-Graham, B.: "New insights into neuron-glia communication. *Science* 298 (18): 556-562, 2002.

Fisher, H.: *El Primer Sexo. Las capacidades innatas de las mujeres y cómo están cambiando el mundo*, Editorial Taurus, Madrid, 2000.

Flores Lázaro, J.C.: *Neuropsicología de los lóbulos frontales*, Edit. Univ. J. Autónoma de Tabasco, Villahermosa, México, 2006.

Fonseca, A.; Aldrey, S.: *Mental Trainer*, Libros Cúpula, Barcelona, 2008.

Friesdorf, Rebecca *et al.*: "Gender Differences in Responses to Moral Dilemmas: A Process Dissociation Analysis". *Personality and Social Psychology Bulletin* (2015). DOI: 10.1177/0146167215575731.

Gais, S.; Born, J.: Low acetylcholine during slow-wave sleep is critical for declarative memory consolidation". *PNAS* 2004 101 (7) 2140-2144.

Garret Fawcett, M.: *Historia del sufragio femenino,* Editorial Flores Raras, Madrid, 2019.

Gawain, S.: *Visualización Creativa*, Editorial Sirio, Málaga, 1990.

Gladwell, M.: *La inteligencia intuitiva*, Editorial Taurus, Barcelona, 2017.

Goldbaum, Ellen: "Why do females respond better to stress? En: http://www.buffalo.edu/news/releases/2013/07/010.html

Goldbert, E.: *El cerebro ejecutivo*, Editorial Crítica, Barcelona, 2004.

Guyton, A.C.: *Anatomía y fisiología del sistema nervioso*, Neurociencia básica, Editorial Médica Panamericana, Madrid, 1974.

Hahn, Thomas *et al.*: "Spontaneous persistent activity in entorhinal cortex modulates cortico-hippocampal interaction in vivo", *Nature Neuroscience*, doi: 10.1038/nn.3236. 07/10/2012.

Hamann, S. *et al.* : "Men and women differ in amygdale response to visual sexual stimuli". *Nature Neurosciense*. 2004; 7(4): 325-6.

Hayashi, T.: "A physiological study of the epileptic seizures following cortical stimulation in animals and its application to human clinics". *Jpn J Physiol* 3: 46-64. 1952.

Hebb, D.: *The organization of behavior; a neuropsychological theory,* John Wiley & Sons, Nueva York, 1949.

Hoekzema, Ezeline *et al.*: "Pregnancy involves long-lasting changes in human brain structure", *Nature Neuroscience*. DOI: 10.1038/nn.4458 2017 Feb;20(2):287-296, y en https://www.ncbi.nlm.nih.gov/pubmed/27991897

Hofmann, S.: *La emoción en psicoterapia: De la ciencia a la práctica*, Grupo Planeta, Barcelona, 2018.

Ingalhalikar M.; Verma R. *et al.*: "Sex differences in the structural connectome of the human brain". *PNAS*, (2013). DOI: 10.1073/pnas.1316909110.

Kandel, E.: *En busca de la memoria: el nacimiento de una nueva ciencia de la mente*, Katz Editores, Madrid, 2007.

Kandel, E.; Jessell, T. y Schwartz, J.: *Neurociencia y conducta*, Prentice Hall, Madrid, 1997.

Karaca M. *et al.*: "GDH-Dependent Glutamate Oxidation in the Brain Dictates Peripheral Energy Substrate Distribution", *Cell Reports.* Volume 13, Issue 2, p365-375, 13, Octubre de 2015 y en http://www.cell.com/cell-reports/abstract/S2211-1247(15)01014-1

Kerstin Uvnas, M.: *Oxitocina*, Ediciones Obelisco, Barcelona, 2009.

Kettenmann, H.; Verkhratsky, A.: "Neuroglia: the 150 years after". *Trends in Neurosciences* 31 (12): 653-659, 2008.

Kol, Bryan; Whishaw, Ian: *Neuropsicología humana*, Editorial Médica Panamericana, Buenos Aires, 2006.

Kosfeld, M. *et al.*: "Oxytocin increases trust in humans". *Nature* 435:673-676, 2005, y en http://www.nature.com/nature/journal/v435/n7042/full/nature03701.htm

Kranz, G.S. *et al.*: "White matter microstructure in transsexuals and controls investigated by diffusion tensor imaging" (2014). En https://www.ncbi.nlm.nih.gov/pubmed/25392513

Le Vay, S.: *The sexual brain*, MIT Press, Cambridge, Massachusetts, 1993.

LeDoux, J.: *The Emotional Brain*, Simon and Shuster, Nueva York, 1996.

LeDoux, Joseph: *El cerebro emocional*, Planeta, Barcelona, 1999.

Lezak, Muriel *et al.*: *Neuropsychological assessment*, Oxford University Press, Oxford, 2006.

Liaño, Hugo: *El conflicto de los sexos*, Ediciones B. S.A., Barcelona, 2014.

Llinás, Rodolfo: *El cerebro y el mito del yo*, Norma, Bogotá, 2003.

López Moratalla, N.: *Cerebro de mujer y cerebro de varón*, Universidad de Navarra, Ediciones Rialp, Madrid, 2009.

López Rosetti, D.: *Ellas*, Editorial Planeta, Buenos Aires, 2016.

Luthar, S.S.: "Resilience in development: a synthesis of research across five decades". In: Cicchetti, D.; Cohen, D.J., eds. *Risk, disorder, and adaptation.* New York, NY: John Wiley and Sons; 2006:739-795. *Developmental psychopathology.* 2nd ed; vol 3.

Monroy Cortés, B.G.; Palacios Cruz, Lino: "Resilience: is it possible to measure and influence it?". En http://www.scielo.org.mx/scielo.php?script=sci_arttext&pid=S0185-33252011000300007&lng=es&nrm=iso&tlng=es

Mora, F.: *¿Se puede retrasar el envejecimiento del cerebro? 12 claves*, Alianza Editorial, Madrid, 2010.

Morsella, Ezequiel *et al.*: "Homing in on Consciousness in the Nervous System: An Action-Based Synthesis". *Behavioral and Brain Sciences* (2015). DOI: 10.1017/S0140525X15000643.

Nogués, Ramón R.: *Sexo, cerebro y género*, Paidós, Barcelona, 2003.

Pease, Allan; Peasey, Bárbara: *Por qué los hombres no se enteran y las mujeres necesitan más zapatos*, Booket, Barcelona, 2007.

Pribram, K.H.; Luria, A.: *Psychophysiology of the Frontal Lobe*, Academic Press, Nueva York, 1973.

Reynaud, E. *et al.*: "Relationship between emotional experience and resilience: An fMRI study in fire-fighters". *Neuropsychologia*, 51 (5), 845-849 PMID:23369802, 2013.

Rizzolatti, G.; Sinigaglia, C.: *Las neuronas espejo*, Paidós, Barcelona, 2006.

Rosenkrantz, P. *et al.*: "Sex-role stereotypes and self-concepts in college students". *Journal of Consulting and Clinical Psychology*, 32, pp. 287-95, 1968.

Rubia, Francisco J.: *El cerebro nos engaña*, Ediciones Temas de Hoy, Madrid, 2000.

Rubia, Francisco J.: *El sexo del cerebro*, Ediciones Temas de Hoy, Madrid, 2007.

Sakry, D. *et al.*: "Oligodendrocyte Precursor Cells Modulate the Neuronal Network by Activity-Dependent Ectodomain Cleavage of Glial NG2". *PLoS Biology* (2014). DOI: 10.1371/journal.pbio.1001993.

Seligman, Martín: *La auténtica felicidad*, Zeta, Barcelona, 2011.

Siebert, Al: *La resiliencia. Construir en la adversidad*, Alienta Editorial, Barcelona, 2007.

Lim, S.; Cheol, E. *et al.*: "Preferential Detachment During Human Brain Development: Age- and Sex-Specific Structural Connectivity in Diffusion Tensor Imaging (DTI) Data". *Cerebral Cortex*, Volume 25, Issue 6, 1 June 2015, Pages 1477-1489.

Spalek, Klara *et al.*: "Sex-Dependent Dissociation between Emotional Appraisal and Memory: A Large-Scale Behavioral and fMRI Study", *The Journal of Neuroscience*, 21 January 2015, 35(3): 920-935; doi: 10.1523/JNEUROSCI.2384-14.2015

Squire, L.R.; Knowlton, B.J.: *Memory, hippocampus and brain systems; the cognitive neurosciences*, MIT Press, Cambridge, Massachusetts, 1995.

Stein, R.: "Brain Study Shows Differences Between Gays, Straights". *The Washington Post*. Junio 24, 2008. https://tdn.com/lifestyles/brain-study-shows-differences-between-gays-straights/article_e606211d-dfcf-5d68-b40c-1f42da2dc352.html.

Stix, Gary: *Claves de la resiliencia*, en https://www.investigacionyciencia.es/files/7273.pdf

Viejo, T.: *Hombres, modo de empleo*, Editorial Martínez Roca, Madrid, 2006.

Vincent, Jean-Didier: *Viaje extraordinario al centro del cerebro*, Editorial Anagrama, Barcelona, 2009.

Walker, R.: *Genes y ADN*, Edilupa, Madrid, 2006.

Williams, J.E.; Bennett, S.M.: "The definition of sex stereotypes via the Adjective Check List". *Sex Roles*, 1, pp. 327-337, 1975.